70 秒拯救你的颈椎

黄雅玲　著
董振生　指导监修

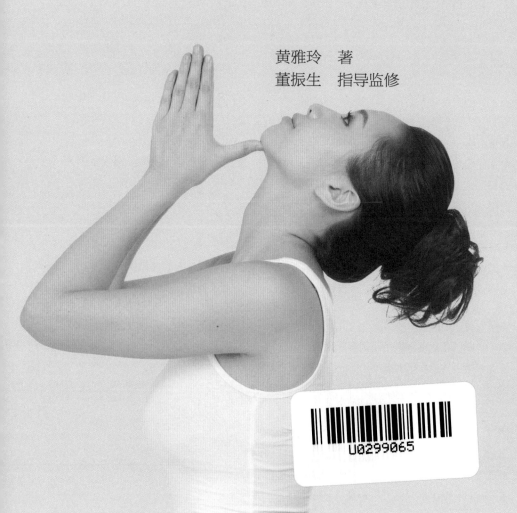

中国轻工业出版社

图书在版编目（CIP）数据

70秒拯救你的颈椎 / 黄雅玲著. — 北京：中国轻工业出版社，2017.12

ISBN 978-7-5019-8192-2

Ⅰ．①7… Ⅱ．①黄… Ⅲ．①颈椎—脊椎病—防治 Ⅳ．①R681.5

中国版本图书馆CIP数据核字（2016）第303305号

责任编辑：翟　燕　侯满茹　　责任终审：唐是雯　　版式设计：锋尚设计
封面设计：锋尚设计　　　　　　责任校对：晋　洁　责任监印：张京华

出版发行：中国轻工业出版社（北京东长安街6号，邮编：100740）

印　　刷：北京瑞禾彩色印刷有限公司

经　　销：各地新华书店

版　　次：2017年12月第1版第2次印刷

开　　本：720×1000　1/16　印张：10

字　　数：200千字

书　　号：ISBN 978-7-5019-8192-2　　定价：39.80 元

邮购电话：010-65241695

发行电话：010-85119835　传真：85113293

网　　址：http://www.chlip.com.cn

Email：club@chlip.com.cn

如发现图书残缺请与我社邮购联系调换

171317S2C102ZYW

自己的身体自己要了解

也许看武侠小说太早了，童年时，我总做这样的梦：变成侠女，有一天掉到山谷里被一位白胡子老爷爷救了，不但习得师傅的绝学，还得到一本秘籍，从此武功盖世，回到家就能打败老是打不赢的弟弟（小孩嘛，有点胸无大志）。但是，跟许多人一样，长大后那些天马行空的童年愿望，被淡忘了。

因为爱讲故事，所以想成为节目主持人，于是北上就读传媒系，算是朝着自己的理想前进。毕业后，顺利地走上广播的道路。因为当时媒体尚未开放，传媒的工作机会有限，僧多粥少，为了增强自己的"战斗力"，从小助理开始磨炼，还主动向电台前辈争取让我当幕后制作人，从采访、撰稿到成音，统统一手包办。

夜以继日地工作，全力"冲刺"，常忘了吃饭，忽略了休息，总是处于高度紧张的状态。这时的我，仗着年轻这唯一本钱，根本不把熬夜当一回事，终于，身体反扑了：你不理我？那咱们走着瞧！

我永远记得那个夜晚，因为身体滚烫醒来，同时还有止不住天旋地转的感觉。后来紧急就医，只知道是免疫系统出了问题，住院好多天，虽然做了很多检查，但没有查出原因。最后，只好服用激素，于是满月脸、水牛肩先后出现，身体虚得如棉絮般飘飘悠悠，意识却空前清楚。什么是心有余而力不足，我算是深刻领教了。

焦虑，因为不知自己的身体何时会恢复；沮丧，很多年轻人都在加班熬夜，为什么我却在生病；生气，连自己的身体怎么了都不清楚；害怕，医生建议我转行去做没有压力的工作。

就因为很想知道自己的身体怎么了，开始对医学知识产生好奇。也许是上天垂怜，贵人相助，在身体比较稳定后，我竟接到个医学的广播节目——《一小时访问西医，一小时访问中医》。在那段时间接触了多位医师和专家，开始累积医学知识。还因此了解了很多现代医学的治疗方法。但从小就怕打针、怕吃药的我，总在心中幻想如果这世上有种治疗方式，可以不必让身体付出那么疼痛的代价就能恢复健康，该有多好。

在这期间，我因为脚踝扭伤屡治不愈，因此备受困扰，朋友说要带我去找一个很厉害的老师，我半信半疑地跟着去了。

初见董振生老师，他的模样看起来跟高中生没两样，实在没什么说服力，可以说跟我想象中仙风道骨、长须飘飘的造型相去甚远。但我注意到，每个人进来时愁眉苦脸，离开时却欢天喜地，这勾起了我强烈的好奇心。

这位说自己只是个"拳头师"的人，竟然能将来人身体的毛病说得清清楚楚，即使不识字的老奶奶也听得懂。若非医学节目的历练，我不会知道这有多么难！

重点是，在调整的过程中，没有拗来拗去的动作，也没有想象中疼痛，他好像没做什么，只是指导我做些动作而已。就这样，脚踝居然好了。天啊！他是怎么办到的？！

而且，他还说我的脾脏肿大，会影响造血功能，并导致免疫系统"叛变"。就这样，先前那个紧急住院，做了无数检查，吃了一年激素还搞不定的问题，只是通过简单的徒手调整，以及调理生活作息与饮食习惯，竟然好了。

于是，我的职业病发作，开始追问一大串为什么，像一个兴奋得停不下来的小孩。

董老师说他只是个辅导者，整体的概念叫作"体势释放"，只要用温和的方式，诱发人的自愈机制，回归到原本正常的姿态，很多异常就能迎刃而解。

后来，我干脆在节目中开了一个小单元：杏林草堂，就是聊聊生理学的小知识。没想到，"杏林草堂"成了节目中最受欢迎的部分，也开启了我的学习之旅。

最初，我只是抱着听故事的心态坐在董老师旁边，听他对人解说，做示范动作。其实，我更注意观察，来者对自己身体发生的一切是怎么看待的。我一直以为自己是个知识的传播者，从未想过自己也能助人健康。

直到有一天，我看见我老妈一直甩手，说痛，还很麻。60岁才开始学电脑的她，现在各式文字处理都难不倒她，而且幻灯片做得人人叫好，那几天她一直低着头使用电脑。看她不适的表情，边做事边甩手，我开始努力想：如果是董老师，他会怎么做？

我判断母亲是因为颈椎压迫才手麻手痛的。于是，试着帮她做些简单按摩，引导她做些动作。不知不觉中，老妈竟然说她好多了，手不痛也不麻了。因为老妈是气功高手，后续她便自行调理，缓解了症状。

那时，我才意识到，自己早已经学会了一些很简单而且有效的方法，这时才有了想要跟更多人分享的念头。

回首人生道路，我不禁感谢当年那场怪病。的确，那时候我好像跌落了山谷，但也遇见了贵人相助。没想到，贵人不是白胡子老爷爷，而是一个冻龄的博士老师。

人人都有解除身体不适的能力

人人都拥有解除身体不适的能力——还有比这个更值得学习的常识吗？

雅玲老师通过长时间采访医疗工作者，发现多数患者的疼痛和功能受限是由于软组织损伤和功能障碍所致。同时发现，患者选择药物或手术方法来治疗疼痛和挽救功能障碍的需求与日俱增。推敲出现疼痛和功能受限增多的原因发现，喜好运动的老年人日益增多，娱乐性活动的普及，使用电子产品人数的增多以及遭遇交通事故人数增多等导致这一现象。

雅玲老师撰写本书的目的，是为了满足日益增长的软组织损伤和功能障碍自我痊愈训练课程的需求，特别是在骨骼肌肉系统疼痛和功能障碍治疗方面的需求。

本书也是一部轻气功治疗师的教科书，同时为推拿治疗师、运动教练及其相关健康工作者提供参考。

这些技术是20年来，软组织损伤、功能障碍治疗临床经验和传统气功研究的组合。这些技术做起来相当容易，也可以立即体验到身体取得改善的状况。

雅玲老师凭轻气功教练与医疗访问工作者的双重身份，以她自己亲身体验，大大扩展了身体自我疗愈这块养生医学领域的深度与广度。

我很荣幸能为读者指导本书，希望大家能够通过本书发现体内天然存在的缓解疼痛的能力，获得更大程度的舒适与健康。同时，也希望大家通过这些简易的轻气功释放技巧，挖掘源自体内的"自我痊愈潜能"，找回心灵、身体与精神的完整性。

湖南中医药大学针灸推拿学博士　董振生

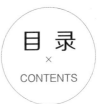

目 录

CONTENTS

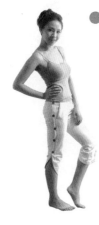

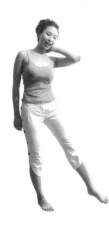

Chapter 3

和腰酸背痛说再见
自我检查法＋马上减痛法＋颈椎
自愈操

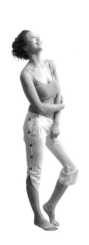

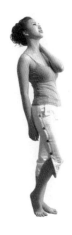

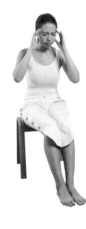

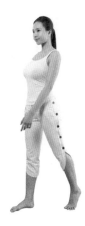

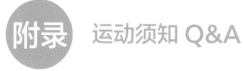

附录　运动须知 Q&A

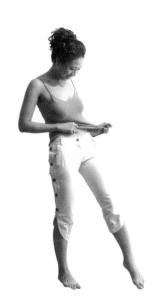

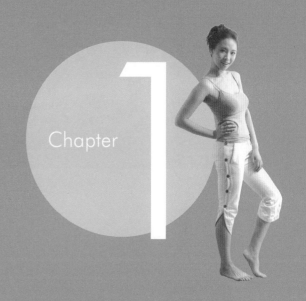

90% 的酸痛源头
是颈椎被压迫发
出的求救信号

颈椎不老化
人才会健康

理论篇 经络、血管、神经全部经过颈椎，
一受压迫酸痛就出现

颈椎是经络、血管、神经的中央走廊

我们身体的经络、血管、神经都会经过脖子，这里还接近性命攸关的延髓。所以，别说因撞击或疾病的影响而受到压迫，光是脖子歪了就能让疾病找到开派对的机会，使脖子成为它们危害人体的最佳温床。

功能减退跟脖子有很大关系，先是血液不畅通，经络运行不力，接下来内脏也被牵连，抵抗力下降，出现身体不适的各种表现。健康状况开始拉响警报。

工作、读书、休闲娱乐、绘画、手工艺，都有可能伤害颈椎

歪着脖子，对现代人来说简直是家常便饭，尤其是久坐办公室，眼睛总是盯着电脑，工作压力大的人更是如此。3C产品（计算机、

通信和消费类电子产品三者结合）的便利，造就了低头族：动不动就低头玩手机。而低头族就是颈椎受压迫的危险群。另一类低头族，也是颈椎容易出问题的人，便是整天低头读书的学生，他们往往越读头越低。

根据许多观察记录，我们发现容易出现颈椎压迫问题的人大略有以下特点：求好心切、自我要求高、工作压力大、容易紧张、事业心强、脑力劳动比重高、使用电脑、容易出现情绪障碍……当然，这并不表示，除了上述这些人以外，别人就不会有颈椎问题。

别以为只有工作、读书、玩手机才会让颈椎受伤，有些你以为是在疗愈心灵的休闲活动，在不知不觉中也可能伤害颈椎，像女生喜爱的缝布娃娃等手工艺，甚至近期流行起来的缓解压力的绘画涂色本，如果姿势不良，时间过长了都易引起颈椎受伤。

颈椎、胸椎、腰椎到骨盆腔，一歪全倒

虽然，颈椎受压迫不是什么大问题，却可能大大影响生活，如果不尽快根除这些问题，长久下来，一定会影响身体的其他部位。

这是因为人体所有的经络大多都会通过颈椎，一旦颈椎出了问题，经络就有可能受影响，而我们的脊椎各部位也是互相影响的，从颈椎、胸椎、腰椎到骨盆腔，只要有一个部位出了问题，其他部位也会跟着出状况，如"骨牌效应"一般。所以，当你觉得脖子有些酸痛时，千万不要以为只是脖子酸痛而已，日积月累，慢慢就会感到胸闷、腰酸，甚至连走路都会莫名崴到脚。

理论篇 90%酸痛原因来自姿势不良，必须马上调整

别忽视经常性的酸痛，这是身体在发警报

绝大多数人都有过这里酸那里痛的经历，只是许多酸痛不是痛彻心扉，我们也就不那么担心了，认为不需要马上就诊，自己贴个药膏或喷些止痛剂就没事了。有些人甚至安慰自己，"将吃苦当作吃补"，忍一下就会过去了。

后来，开始发现经常性的酸痛表现出一副来了就不想走的样子，而且真的影响生活品质。于是去做各种检查，数据报告却客观冷静地告诉你：一切正常！相信有这种经历的人都有种哑巴吃黄连的感受：我明明很不舒服，但机器说我没事。

检查到最后，医生直接说要帮你转诊至心理科。这时候，不管谁都会有"感到万分沮丧，甚至开始怀疑人生"的感受吧。

颈椎病变不可逆，及早保养才健康

颈椎具有支撑头部的功能，也有让我们的头部依照自己意识自由活动的功能，更可以保护脊椎神经，让它们在传递讯息时，不会有阻碍。因此，活动量很大的颈椎，稍有不慎，就有可能受伤，甚至发生病变。

颈椎对身体造成的影响可大可小。当然，人们对于疼痛的耐受度

也大不相同。但是，颈椎和身体其他各椎体一样，出现病变是不可逆的。

因此，我们应该在颈椎尚未发生病变，也就是在它还没有长出任何骨刺等不该出现的东西时，就好好保养，以免真的长出骨刺或受到严重损伤才后悔不已。

➕ 脊椎（侧面）　　　➕ 脊椎（前面）

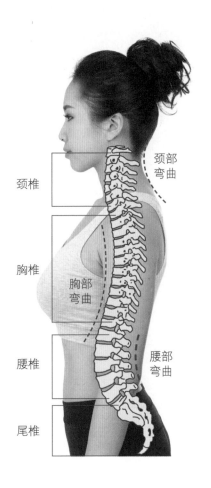

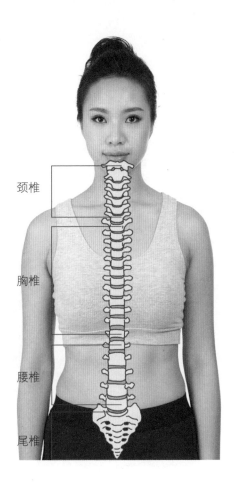

检查篇 　认识颈椎与各种症状的关系

检查你的颈椎，到底是哪里出了问题

第一颈椎

- ☐ 呼吸不顺，有喘不过气的感觉
- ☐ 心慌慌的
- ☐ 脸麻
- ☐ 听不清，感觉有点闷闷的
- ☐ 失眠
- ☐ 易怒
- ☐ 心情忧郁
- ☐ 吞咽时总觉得喉咙卡着什么
- ☐ 肥胖
- ☐ 面神经麻痹
- ☐ 莫名头晕

第二颈椎

- ☐ 偏头痛
- ☐ 体温温吞吞的
- ☐ 心悸
- ☐ 整个人觉得闷闷的
- ☐ 头上像戴着过小的帽子

第三颈椎

- ☐ 落枕
- ☐ 背部酸痛
- ☐ 颈部活动受限，
  一上下动就痛
- ☐ 鼻塞，说话有鼻音
- ☐ 眼睛疲劳
- ☐ 胃下垂

第四颈椎

☐ 肩膀酸痛，活动受限
☐ 好像担着很重的东西
☐ 肩膀内缩
☐ 背部疼痛
☐ 常耸肩
☐ 头痛
☐ 眼前雾蒙蒙的

第五颈椎

☐ 上臂外侧痛得厉害
☐ 背部痉挛
☐ 偏头痛

第六颈椎

☐ 腕管综合征
☐ 手臂很紧，手指无力
☐ 前手臂疼痛，严重者小指发麻
☐ 头痛（头后面痛，延伸至耳朵）
☐ 失眠
☐ 拿东西无力
☐ 头部的右后方疼痛，严重时夜里会痛醒

第七颈椎

☐ 手腕无法侧转
☐ 大拇指疼痛
☐ 肩膀痛
☐ 火气大
☐ 容易疲劳
☐ 感冒
☐ 睡眠质量差

坏习惯已经养成，靠70秒自愈操能纠正吗

脖子出现问题很容易，可是要让它恢复过来，很多人花了许多时间都没有办到，真有这么难吗？如果用错方法，或找错病源，就算花再长时间，疼痛部位依旧疼痛。当然医药、保健费用，一点都不会少。

本书提及的所有因为颈椎受到压迫而形成的疼痛，真正说起来，都不算疾病，也称不上是大毛病，但长久以来对生活造成的不便却是够我们受的了。

还是要再说一次，若真的发生病变，应该去正规医院，找专业医生进行治疗、诊断。

因此，在颈椎还没有真正生病前，找出颈椎问题，并做好日常保健和保养，才是让自己远离颈椎病变及颈椎受损的最佳方法。

本书就是提出简单有效的方法进行颈椎保健，只要依照本书所说的体势释放法（什么是体势释放法，请参考第23页），以及每天做70秒自愈操，可以在短时间内让颈椎的酸痛得到缓解。

> ## 理论篇　找到天生就有的"自愈力"

目标：结合中医理论，让身体平衡

本书所提到的"体势释放"（Positional release，又称为姿势放松）对大家来说是一种较陌生的词。这个源自德国的物理治疗法，强调"用非侵入性、被动且温和的方式，改善循环及降低疼痛"。

本书的自我疗愈法，是经由指导老师董博士研究多年，结合了中医的推拿和穴位及西医的康复和物理治疗，还有体势释放等方法，特别针对颈椎问题整理而成的。每天只要花70秒，依照书里的步骤做自愈操，就会让感到不舒服的颈椎逐渐放松、舒适。

发挥身体的所有潜能，促进身体自愈

有一部美国电影叫《露西》，里面提到一件事：人脑常用的部位只有不到百分之十，而其他的百分之九十需要靠后天的刺激才能发挥作用。

其实，我们的身体也是如此。研究发现，平时无论在做任何事情，几乎只发挥身体百分之三十的潜能。我们必须依靠后天的运动激发自我的潜能，才能够将剩余的百分之七十潜能发挥出来。

因此，如何通过自我运动和做操，发挥身体剩余的百分之七十潜能，甚至让身体发挥应有的自愈能力，就显得至关重要了。

本书介绍的颈椎自愈操和专业操，就是让人在短时间内能够利用自己的力量使身体酸痛的部位得到缓解，并通过持续运动来达到保养的目的。

每天70秒，自我修复摆脱疼痛

本书的各种动作示范，不论是自己可以练习的做操、自救法，还是需要外力调整的动作操，几乎都只需10秒钟，一天也只需一次。也许有些人会问，为什么只要这么短的时间就能有效果？因为只要动作正确，就能让神经突触打开，并且联结到需要改善的部位，以达到自我疗愈的效果。

所以，以七节颈椎的操法练习为例，每天一气呵成完成，加上动作之间的休息时间，整个过程只需2分钟左右。

大家不需要困惑自己到底是第几颈椎出了问题，该加强第几颈椎的效果以及多运动几次。

颈椎的问题通常都是好几个颈椎同时受到影响，这个观念我们强调了好几次。因为椎体是环环相扣的，当上面不正时，下面就容易歪，因此通常第一颈椎出问题，第二颈椎、第三颈椎也可能跟着出问题；如果第五颈椎有问题，有可能第四颈椎和第六颈椎也会有问题。

当然，各颈椎的问题会有轻重之分。所以最好的调整或保养方式，就是每天将各颈椎自愈操连贯做一次。如此一来，既轻松又有很好的效果。

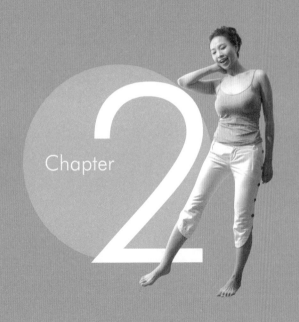

Chapter 2

颈椎有状况：

颈椎功能退化
不是老年病，
年轻人更要注意

颈椎一酸痛就要小心了

理论篇 低头时，颈椎承担的重量接近6岁孩童的体重

颈椎的形状——往前凸，呈C形

从解剖学来看，颈椎的形状是略微往前凸，呈"C"形。当颈部维持在正中，且视线在正前方时，颈椎受到的压力最小。

现在的人因为生活习惯、工作等原因坐姿不正确，导致颈椎因姿势不正确而受压迫：多数人在工作、玩手机时都是低着头，殊不知，颈部往前一寸，颈椎所需承受的力量增加到原来的2.6倍。

颈椎每天要承受超过20千克的重量

进一步来说明，人们的头部重量是4~5千克，当头往前移3厘米时，颈椎要承受的压力就相当于13千克重物为颈椎造成的压力，若再往前移3厘米，那颈椎就要承担超过20千克的重物了，而这个重量相当于一个年约6岁的男童体重。长久下来，颈椎受到的压迫超乎我

们的想象！

我们的头部几乎完全靠颈椎支撑，再加上过度使用颈椎，使得颈椎长时间受压迫，所有与颈椎有关的状况，比如偏头痛、落枕、肩膀酸痛、手腕无法侧转等，便陆续出现了。

颈椎有七节，每节颈椎都有不同的功能

我们的颈椎依照椎数，从第一颈椎算起，总共有七节，而这七节颈椎可以说是人体脊椎中活动度最高、弯曲度最大的一段。

这七节颈椎看似不重要，但其实各有各的功能。第一颈椎保护了延髓，第二颈椎与交感神经有关，第六颈椎则受到与手腕连结的正中神经影响等。颈椎的每一椎体受到压迫都会有不同的反应和症状。

颈椎受到压迫时的疼痛反应

在七节颈椎椎体的前后有多条神经，椎体与神经之间环环相扣、互相影响。不管椎体压迫到神经，还是神经影响到椎体，都会导致身体各部位不适。

以下列出与颈椎有关的各椎体相应部位，以及相对应神经受到压迫后可能造成的后果。但需要特别说明的是，这些病症并不是绝对的，不是说受到压迫就一定会出现这些症状，仅是有可能会发生这些问题。真正的病因和诊断，还是应该要交给专业的医生才行。

脊椎相关疾病的定位诊断

从大量的临床资料统计结果来看，脊椎相关疾病的临床表现症状与脊椎节段的支配有一定规律可循。因此，脊椎相关疾病的诊断主要根据脊神经(包括交感神经)支配的区域来进行脊椎节段的定位。

以下是与颈椎相关的列表。

脊椎节段所支配器官及相关症状一览表

神经	控制部位及脏器	神经被压迫或受累的后果
第一颈神经	头、耳、鼻、喉、脸	头痛、失眠、眼疾、记忆力减退、眩晕
第二颈神经	耳、鼻、喉、舌、声带、口	昏眩、耳鸣、扁桃体炎、腮腺炎、鼻窦炎、过敏、失声
第三颈神经	咽、颊、肩、横膈	咽喉炎、颈肩酸痛、呼吸困难、痤疮、湿疹
第四颈神经	颈部肌肉、咽、臂	肩酸痛、牙痛、甲状腺疾病
第五颈神经	咽、喉、气管、食管、肘	咽喉炎、扁桃体炎、喉痛、气管炎、哮喘、口臭、肘痛
第六颈神经	颈部肌肉、肩、甲状腺	颈部僵硬、肩痛、上臂痛、手指麻木、低血压、扁桃体炎、气管炎、甲状腺炎
第七颈神经	甲状腺、食管、气管、肺、心脏、上臂	甲状腺炎、阑尾炎、喉阻塞、吞咽困难、贫血、低血压、心房颤动、肩部僵硬、指端痛、上臂酸痛

> **实证故事** 偏头痛、晕眩、落枕、鼻塞、心情忧郁、腰酸背痛，通通是颈椎在求救

颈椎被压迫会影响心理和个性

40多岁的电话营销员沈女士，因长期用脖子夹着电话说话导致脸麻，耳朵听不清，甚至经常发脾气，这是因为她的第一颈椎受到压迫。

15岁的高中生阿扣，上课爱嬉戏打闹，特别爱扭头和后方同学聊天。后来常觉得头昏脑涨，而且出现成绩下滑的问题，这全是根源于他的第二颈椎出了毛病。

35岁的庄老师，教学认真，却成为第三颈椎受到压迫的患者。

生活简单，凡事凑合的30多岁上班族，居然也会成为第四颈椎出毛病的受害者？

身为家庭主妇的张妈妈，50多岁了，每天忙于家务劳动，却因第五颈椎压迫而饱受困扰，最后连拧干毛巾都很费劲。

20多岁的女秘书，因工作造成手臂酸痛，得靠止痛药来维持，其实是第六颈椎出了状况。

身为公司负责人的李女士，大拇指疼痛多年，连感冒都不爱好，追根究底起来，居然是第七颈椎受到压迫？

15岁起就是颈椎问题的高危人群

你相信吗？人体上半身的酸痛毛病，有90%都根源于颈椎问题：

偏头痛、头痛、头昏、落枕、鼻塞、肩膀酸痛、手臂酸痛、大拇指不能动、手腕痛、腕管综合征等，都是颈椎不好惹的祸！

不要说不可能，也不要觉得自己的症状和颈椎毫无关联。以下的20则病例，从15岁的高中生到60几岁的退休癌症患者，他们的症状、职业都各不相同，但全都是颈椎出问题的病患。

大拇指根部痛十年，半夜不能睡

李女士，45岁

职业：传媒工作者

疼痛现象：左手大拇指根部抽痛，下巴无法往后收

大拇指根部痛10年，多处就医病因却不同

我的左手大拇指根部时不时会抽痛，一痛起来至少历时两个礼拜，表面看来好像不影响工作，很多人都觉得这根本是小问题，甚至认为我小题大做。但常常半夜被痛醒，相信这就不是旁人可以理解的痛苦了。

当时是痛在左手大拇指根部最突起的位置，感觉是从肌肉深处抽痛，痛的频率很密集，有时连手掌要平放还是要翻面都不能控制，弄得我焦躁不安。

一长串"头痛医头，脚痛医脚"的就诊史

我的个性积极，有机会就去寻求治疗，先从西医康复科开始（毕竟以前有腰椎压迫的小问题）。看了几位西医，一位说我脊椎角度不

对，一位说是肌肉发炎……康复训练做了很多次后，症状毫无改善，疼痛还是存在。

病急乱投医，接着朋友带我去推拿馆，师傅说是用大拇指勾拿皮包造成的运动伤害。后来又换到中医诊所，尝试了针灸，也做了用B超深层"打散"疼痛的治疗，当天感觉好多了，但第二天疼痛又蠢蠢欲动。后来的情况是，年纪越大，疼痛感觉越明显。

终于找到真正痛因

认识本书作者黄雅玲小姐后，有一天她看我"脸色难看"，我说出痛了十年也医不好的毛病，她带我探访了董博士。

董博士听完我的叙述，把我的手翻过来转过去地看，又叫我把头转一转，还让自己说出身体感受。结果出乎意料，原来这些痛其实是"第七颈椎被压迫"造成的！用按摩器按摩颈椎附近5分钟，我的左手疼痛缓解了。

推断正确根源，疼痛"源自脖子"

原来，当我转动脖子时，背部并没有不适感，反而是颈部有"卡卡响"的情况。另外，当董博士叫我收下巴时，我只会把下巴往下压，变成双下巴（难怪拍证件照时，摄影师光是要我缩下巴都花很长时间），这就是第七颈椎无法动弹的表现，加上左手的桡侧神经连到第七颈椎，董博士仔细说明造成疼痛的原因与处理办法，连完全没有医学知识的我都可以听明白。

自我治疗：5分钟纠正操帮助放松压迫点

可是回家又痛怎么办？董博士教我做一个"双手成投降姿势，头部后仰的操"，每天5分钟，要做满1个月。

于是，我从每天2分钟慢慢增加到5分钟。两周后，我的大拇指居然完全不痛了。这时我故意停下不做这个操，想判断董博士的判断是否正确，董博士教的方法是否真的有效。果不其然，3天后，大拇指根部又开始痛。

这下，我老实做完剩下两周，后来不但大拇指不痛了，现在还能"收下巴"了，也不再做这种操至今半年了，我已经摆脱拇指痛的痛苦历程了。

第一颈椎　典型症状：偏头痛

① 爱发脾气的沈女士 40多岁，保险业电话营销人员。

沈女士的工作压力很大，需要长时间用脖子夹着电话工作。沈女士又是个性较紧张型的，总觉得常吸不到新鲜空气、脸发麻、耳朵听不清楚，还变得容易发脾气。

在练习自愈操后，脸色慢慢变得红润起来，连听力都有所好转。经过调整与练习后，沈女士不再胸闷，和人相处也变得有说有笑，还会约朋友去逛街。

❷ 突然开始心情低落的阿龙 30 多岁，骑车上下班的白领。

因为骑车与人擦撞，翻滚过程中扭到脖子，经过医生检查后，确认身体无大碍。但平时乐观的他从此总出现莫名的心情低落，却想不出自己有什么烦心的事。

调整与做操练习后，情绪问题不翼而飞。

❸ 总是失眠、晕眩的蔡妈妈 60 多岁，退休。

半年前独子猝死，伤心不已，枕骨部位异常肿胀，时常感觉胸闷、失眠、晕眩、头后方痛，遇到天气忽冷忽热时很不舒服，甚至觉得人生无望。但蔡妈妈在调整过程中持续练习颈椎自愈操，症状缓解了，开始有笑容了，心态也变得积极起来。蔡妈妈说要好好保养自己，因为还有孙子要照顾。

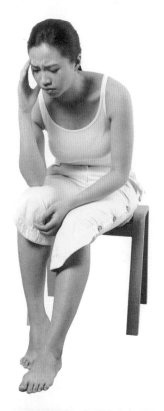

第二颈椎 典型症状：头痛、头昏脑涨、发热、心悸

① 严重头痛的小恩 20多岁，变压器维修员。

小恩有段时间经常加班。连续三周，因为工作原因每天有长达六七个小时要维持固定姿势工作，后来头痛十分严重，但检查后并无异常。为了止痛，小恩只好吃止痛药，连医生都说他吃的药量太大了，但他的头痛问题仍然没有得到缓解。

后来，通过按揉耳朵与做操练习，小恩的头痛不见了。现在，他将工作桌调高了，非常注意工作时的坐姿，头痛就不怎么发作了。

② 不专心上课的阿扣 15岁，高中生。

上课时不专心，跟旁边的同学嬉闹，还特别爱扭头跟后座的好友说话。后来常觉得头昏脑涨，特别是上课或读书时。老师还因此怪他偷懒不专心，父母也觉得他不用心，还丢三落四。其实，是习惯扭头的动作让他的颈椎受到拉扯，导致血液与氧气无法顺利供给大脑。

将颈椎纠正后，加上持续的做操练习，阿扣的专注力提升许多，成绩也进步不小。

③ 脖子被卡的罗先生 60多岁，工厂老板。

因为工厂生产特殊零件接获上游厂商一大批订单，时间急迫，又耽误不得，偏偏工厂设备又出了问题。在焦头烂额地处理了这件事后，突然发现脖子无法左右转动，背部疼痛，极为不适，也不太敢乱动，感觉自己如机器人一般。

在按揉耳朵后，肩颈的紧张很快缓解，再辅以颈椎调整，不久疼痛就缓解了。

第三颈椎 典型症状：落枕、鼻塞、眼睛疲劳、胃下垂

① 常常落枕的 Blaine 19 岁，加拿大留学生。

Blaine在校成绩非常优异，个性要求完美。平时就很努力读书，尤其遇到期中考试或期末考试，更是长时间低着头看书，即使累了，也不休息，甚至边低着头看书边打瞌睡。后来，常常有落枕的问题，特别是考试期间，一定会发生。观察后发现，他的肩颈十分紧绷，也牵连到颈椎，请他用手指压压下巴，背部很快就放松了，再辅以做操练习，并告诉他要改变阅读时的姿势。坚持一段时间后，考试时，落枕不再困扰他了。

② 转头"受伤"的刘先生 46 岁，货车驾驶员。

一次往返南北的长途车程中，堵车十分严重。好不容易下班回到家，下车前只是转头到后座拿个东西，竟然出现落枕的症状，将颈椎纠正后疼痛解除。

③ 后颈痛的庄老师 35 岁，老师。

庄老师是位教学认真的好老师，站在讲台时十分关注台下学生的反应，经常出现脖子上下转动时疼痛的情况，甚至有时不舒服到想提早退休。帮她按下巴时，发现不能压到底，且背后的肌肉也很紧。在

经过牵引之后发现，庄老师脖子上下转动不疼了。这之后，庄老师平日持之以恒地练习颈椎自愈操，脖子症状得到缓解，她见人就开心地说："我还可以多教好几年书呢！"

第四颈椎　典型症状：肩膀酸痛、肩膀不太能动、背部痛

① 爱耸肩的游先生　30多岁，骑车上下班的业务员。

工作的地点与住家距离较远，每天骑车上下班，行经的路线交通流量大，就算在不堵车的情况下，单趟至少花1小时。加上上班时还要常骑车去送货，导致从外观看起来，游先生耸肩情形相当明显。

调整颈椎后，肩膀整个放松了，他这才体会到自己平常有多紧张。让他最高兴的是，觉得自己变帅了，因为肩膀的线条变平整，神情也自然多了。

② 肩膀不舒服的王小姐　30多岁，工作稳定的上班族。

王小姐单身，对感情的事抱持可有可无的心态，没有心仪对象，也没有追求者。家境尚可，生活没什么起伏，每天就是家与公司两点一线。但她常常觉得自己的肩膀不舒服，整个人越来越闷。在纠正颈椎后，平常坚持做操练习，肩膀不再高耸，而且也变得愿意尝试新事物。

第五颈椎 典型症状：背部痉挛、手臂酸痛

① 突然全身痛的谢阿姨 60多岁，癌症患者。

一天，谢阿姨去看复诊结果时，医生告知肿瘤有复发的迹象，她的心情大受影响。三天后，谢阿姨早晨醒来觉得右边身体不适，同时感到头痛、肩颈痛，连前手臂外侧都痛，背也在痛，她很担心自己是不是患了卒中。到医院检查后，确定并非卒中，经过检查后，发现是第三颈椎、第四颈椎和第五颈椎受到压迫。

调理后，右侧的疼痛得到缓解，谢阿姨松了一大口气。

② 连剪刀都拿不住的左女士 40多岁，手工包制作爱好者。

逛街时看到漂亮的包，回家就自行摸索希望能自己做出来。有时

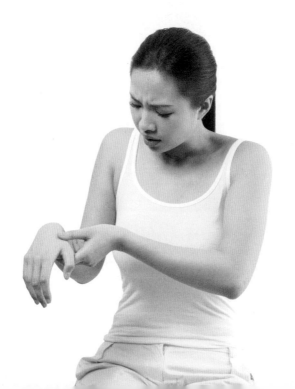

兴致浓厚时，废寝忘食，手臂经常因此疼痛。因为左女士忍耐力很强，对疼痛往往也选择忍到底。后来发现自己痛到连剪刀都拿不起来时，才开始慌张。将颈椎纠正后，手臂的疼痛缓解了。更让她开心的是，日常练习颈椎自愈操，可以自我保养，这让她安心多了。因为她不想放弃兴趣，但长期做手工，颈椎劳损又无法避免。

③ 手部无力的张妈妈 50多岁，家庭主妇。

喜欢做美食，每天为了整理家务，里里外外忙个不停，家中的抹布都分门别类。一天发现手部无力，连拧个抹布都感到吃力。

将颈椎调整好以后自行在家做操练习，又恢复利落身手，上上下下忙个不停。她笑着说只要看到家里干干净净的就非常舒服。

第六颈椎 **典型症状：腕管综合征、手腕痛、手指发麻、手指关节疼痛**

① 手痛到没办法举起来的蒋小姐 20多岁，婚礼秘书。

蒋小姐需要长时间站立，小腿常肿胀，感觉像是要爆开的萝卜，但更困扰她的是手麻无力。结婚旺季来临时，工作满满，手臂更是痛得无力举起，得吃止痛药才行。

按揉前手臂时有明显疼痛，但一两分钟后，她的手变得比较有力。练习颈椎操之后再拿化妆笔就轻松利落，她很讶异竟然这么容易就有这么明显的改善。

② **无法开门的周女士** 50多岁，家庭主妇。

早上起来两手的手背都麻，但活动一下会缓和。后来，手指外侧也发麻，像发炎的那种情况。每次要开锁进家门，手部转动时就痛，不能施力。本来以为是锁太旧，太重，换了新锁，情况却还是一样。

在颈椎纠正后，手腕转动不再疼痛。

③ **手指发麻的李先生** 30岁，IT工程师。

每天与电脑为伍，下班后为舒解压力，经常打游戏，休闲时间最爱玩手机。

后来前手臂经常疼痛，手指发麻，尤其在他工作用电脑时最明显，夜里有时会痛醒。在放松正中神经后，调理颈椎，辅以做操练习后，疼痛缓解了。

第七颈椎 **典型症状：手腕无法侧转、大拇指疼痛、肩膀痛**

① **总是精神紧张的李女士** 40岁，公司负责人。

因为工作要求效率，自我要求极高，李女士有失眠问题已经长达4年多了。她常常感到肩膀很紧，去做按摩后很快又感到紧绷。大拇指疼痛的情形一直没有改善，感冒经常数周也好不了。她刚开始无法理解为什么手痛跟颈椎有关系，但在调理过颈椎之后，发现大拇指的疼痛不见了，喜出望外。进行做操练习两周后，类似症状不再出现，之后又坚持练习两周。

2 大拇指痛到不能动的小叶 27岁，理发师。

小叶跟朋友合开了一家理发店，刚开始为拼业绩，连续十天工作，都没休息，每天为数十位客人理发。下班回到家后，大拇指痛到连理发剪都拿不稳了。

颈椎纠正后，虽缓解疼痛，但因被告知若过度劳损仍会再复发。所以每天坚持练习颈椎自愈操，虽然无法避免忙碌的工作，但大拇指已经不像先前那么容易酸痛了。

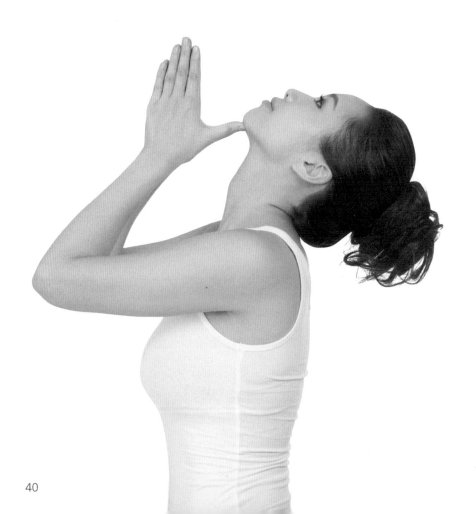

检查篇　向前点、向后仰、左右摆摆头：
7个判断酸痛引发点的快检法

　　虽然知道颈椎受压迫有可能引发的症状，但想要真正确认具体是哪节颈椎出问题好像还是有点困难。其实，颈椎受到压迫，通常不会是单一椎体的问题，例如，当第一颈椎受到压迫时，通常第二颈椎也会出问题，而同时有三节颈椎及其他颈椎受到压迫的人更是不在少数。

　　那么，怎么知道自己哪节颈椎出了问题呢？很简单，只要依照下面的口诀，动一动你的头和手臂，就可以找出问题颈椎了。

快检法

仰头看一看

✔ **Check！特征** 如果出现 ❷ 的情况，就可能是第一颈椎被压迫了。

① 试着将头往上仰，看向天花板。

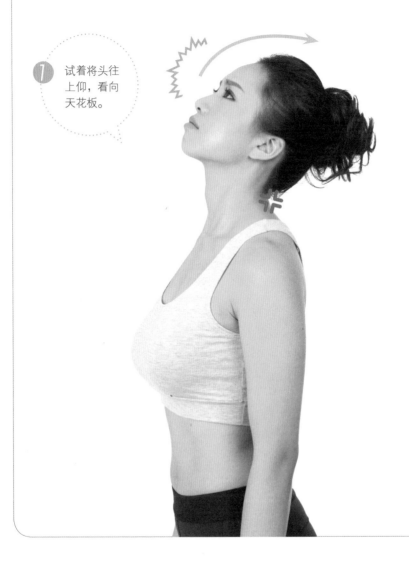

详细讲解
请 翻 到
P62

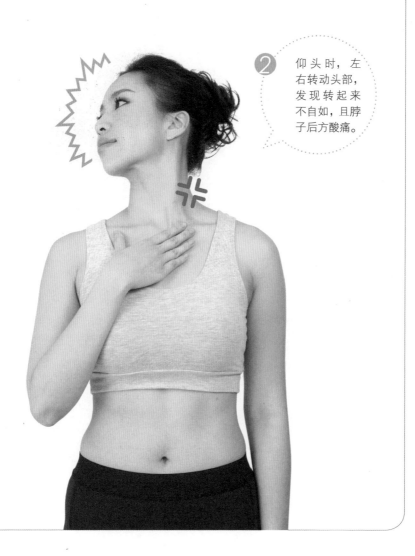

❷ 仰头时，左右转动头部，发现转起来不自如，且脖子后方酸痛。

快检法

上下点点头

✔ Check！特征　　如果是出现 ❷ 的情况，就可能是第二颈椎被压迫了

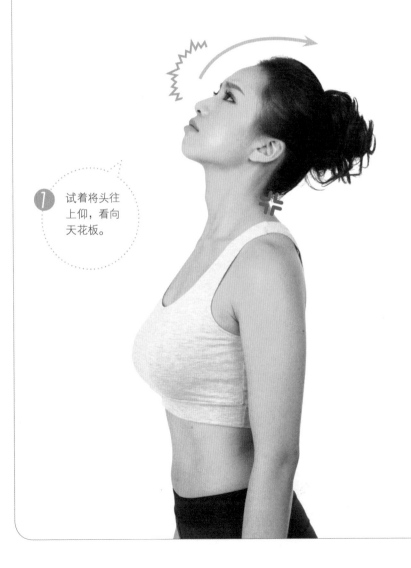

① 试着将头往上仰，看向天花板。

详细讲解
请 翻 到
P77

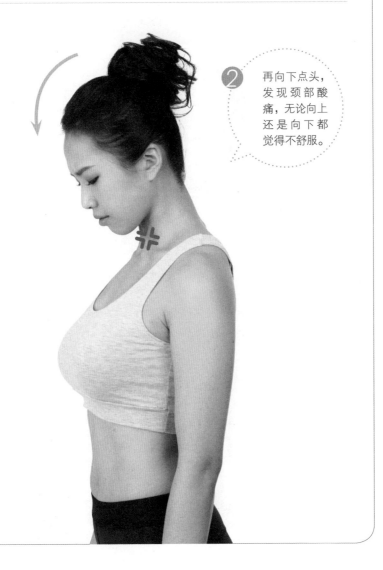

② 再向下点头，
发现颈部酸
痛，无论向上
还 是 向 下 都
觉得不舒服。

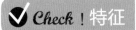

左右摆摆头

✔ Check！特征   如果是出现 ❷ 的情况，就可能是第三颈椎被压迫了

将头向右慢慢下压，如图所示。 ❶

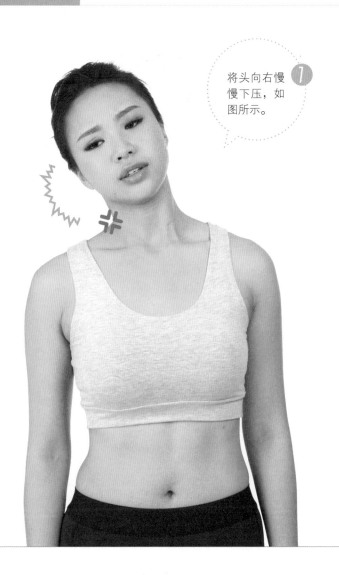

详细讲解
请 翻 到
P90

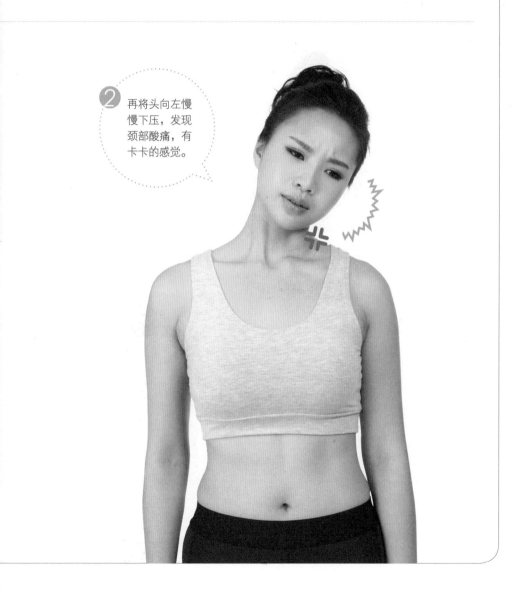

❷ 再将头向左慢
慢下压，发现
颈部酸痛，有
卡卡的感觉。

（快检法）

往上提提肩

详细讲解
请 翻 到
P103

✔ **Check！特征**　如果出现 ❷ 的情况，就可能是第四颈椎被压迫了。

❶ 将肩膀轻轻向上提。

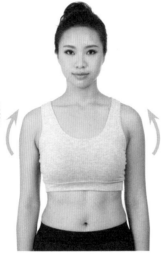

❷ 做耸肩的动作时发现肩膀的肌肉很酸。

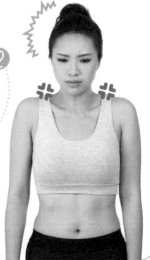

（快检法）

扩扩胸

详细讲解
请 翻 到
P116

✔ **Check！特征**   如果出现 ❷ 的情况，就可能是第五颈椎被压迫了。

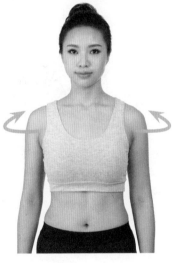

❶ 将肩膀向后打开，做扩胸动作。

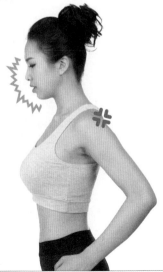

❷ 做扩胸的动作时发现肩膀、后背部肌肉酸痛。

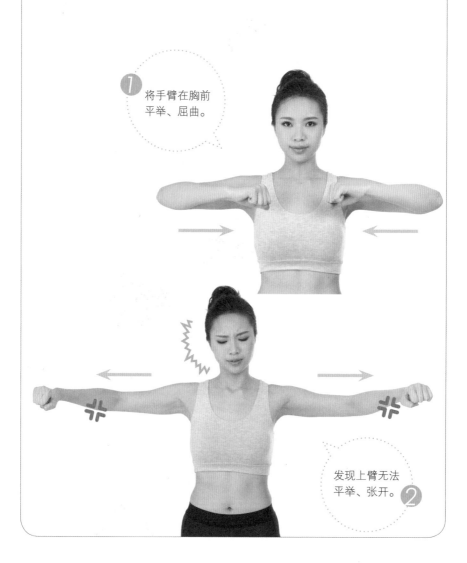

快检法

手臂屈张再伸直

详细讲解
请翻到
P129

☑ Check！特征　如果出现 ② 的情况，就可能是第六颈椎被压迫了！

① 将手臂在胸前平举、屈曲。

② 发现上臂无法平举、张开。

快检法

平举手臂转手腕

详细讲解
请翻到
P143

☑ **Check！特征** 如果出现 ❷ 的情况，就可能是第七颈椎被压迫了。

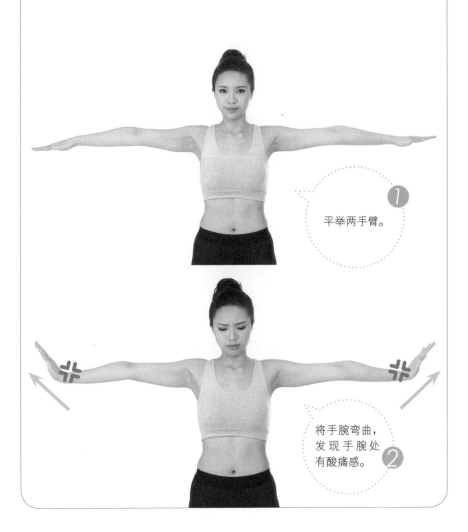

❶ 平举两手臂。

❷ 将手腕弯曲，发现手腕处有酸痛感。

实践篇 躺在床上做70秒，容易、温和、安全，
7 ～ 70岁都有效

中医西医都没解决的酸痛

相信不少人有过类似李女士的经验：某个部位酸痛了好多天，去看西医，检查不出原因。最后，医生只好开止痛药和肌肉松弛剂，并嘱咐你多休息。药吃了是不痛了，但脑子也变得昏昏沉沉，做任何事情注意力都无法集中。

接下来，一堆亲友介绍你去做保证有效的推拿、针灸，推一推按一按之后感觉似乎好了一些，但隔天患部却肿了起来，更加酸痛。推拿师说这是体内淤积的邪气，等它们散掉就没事了。偏偏推拿的酸痛还没好，又到了该复诊的时候，时间一久，连你都搞不清楚这些酸痛到底是被推痛的，还是自己本身姿势不良造成的。

于是，你就像李女士一样，不断安慰自己："就把吃苦当吃补吧，药没有不良反应就没效果，推拿不痛就不叫推拿了。"

但是，每次疗程结束，你都不禁想问：难道没有一种方法是不需要吃药，又不会更痛的吗？

从7岁到70岁都可以做的运动

其实有这种不需吃药，也不会更痛的方法，只是你本来不知道，或是你根本不相信这样做有效果而已。只要每天花70秒做操，大约

7天的时间，就可以感到改善的效果。而且这种操不需要花你多少钱，更不用让你感到昏昏沉沉或身体更加酸痛。

本书的所有操都有一个要点，那就是温和轻柔。而且这些运动非常简单，可以说是从七岁到七十岁都可以完成，不用怕扭伤、撞伤，更不用怕因体力不支而昏倒在地。只要躺在床上，动动手和脖子就可以了。

当然，我们一再强调：不要勉强做超出自己能力范围的动作。所以，当你觉得某些动作做起来很勉强时，请记得不要强迫自己一定要做到位。慢慢来，只要做到感觉有些微微酸痛就好了，这样才不会造成局部扭伤。

70秒就有效，身体已经接收到足够信号

我相信，多数人都有惰性，如果可以花十分钟就解决的事情，绝对没有人想花十个小时来进行。任何事情，只要需要很长时间，任何人都有可能失去耐性。

那么，每天只花70秒在家做就有效的运动，应该很容易坚持。

在前面我们提到，不管是哪一节颈椎被压迫，通常都会连带其他椎体出现问题，很少有人是单一颈椎出问题。因此，跟着书内的运动法，从第一颈椎到第七颈椎，循序渐进地完成这些动作，每天只花70秒，何乐而不为呢？

真人示范颈椎自愈操的有效关键点

我们的操能有效缓解症状，是因为找到每节颈椎的关键部位，一放松就不痛。

第1颈椎

详细动作
请 翻 到
P73

放松延髓是关键点

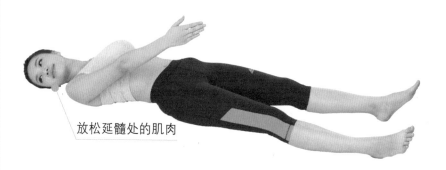

放松延髓处的肌肉

吸气后吐气，一边吐气一边做动作：右手伸直，向上抬起约30厘米（呈约45度角）。

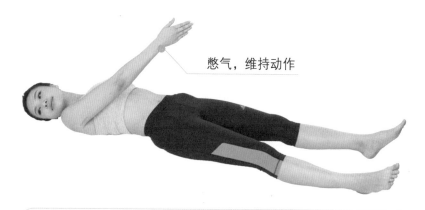

憋气，维持动作

脸部尽量保持朝右侧的姿势，右手向左脚尖伸直，姿势确立后，再吸气，憋住气，持续此动作及手部高度10秒。

第 2 颈椎 〈 详细动作 请 翻 到 P86

头撑起，下巴上抬是关键点

手肘垂直竖起

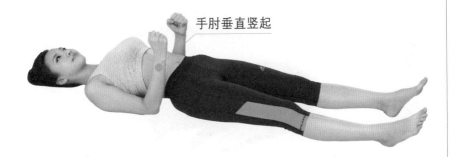

手肘垂直竖起，贴在身体两侧，类似准备跑步的姿势。

头部后方撑起，下巴上抬，放松第二颈神经

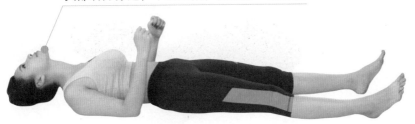

扩胸，将肩胛骨往中间夹紧，头部后方用力撑起身体，下巴往上抬，持续此动作10秒。

55

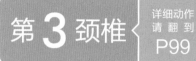

第 3 颈椎 〉 详细动作
请 翻 到
P99

放松背部斜方肌是关键点

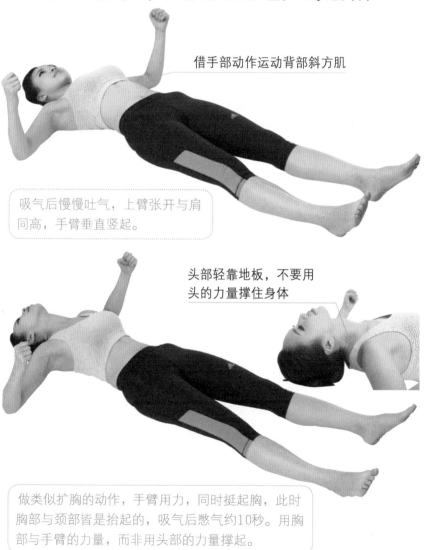

借手部动作运动背部斜方肌

吸气后慢慢吐气，上臂张开与肩同高，手臂垂直竖起。

头部轻靠地板，不要用头的力量撑住身体

做类似扩胸的动作，手臂用力，同时挺起胸，此时胸部与颈部皆是抬起的，吸气后憋气约10秒。用胸部与手臂的力量，而非用头部的力量撑起。

第 **4** 颈椎

详细动作 请翻到 P112

放松颈部斜方肌是关键点

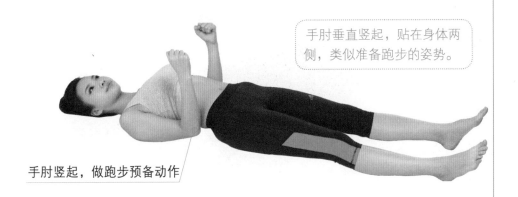

手肘垂直竖起，贴在身体两侧，类似准备跑步的姿势。

手肘竖起，做跑步预备动作

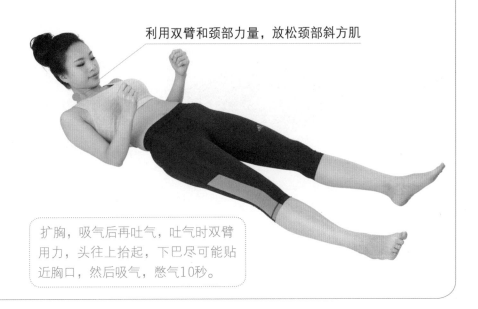

利用双臂和颈部力量，放松颈部斜方肌

扩胸，吸气后再吐气，吐气时双臂用力，头往上抬起，下巴尽可能贴近胸口，然后吸气，憋气10秒。

第 **5** 颈椎 〈 详细动作 请翻到 P125

运动胸大肌与放松肋间神经是 关键点

让上臂的肌肉运动

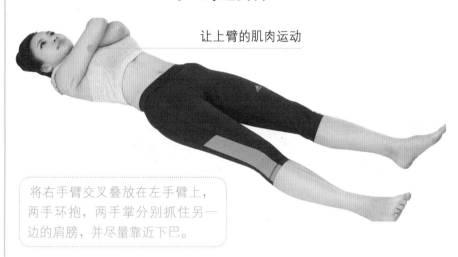

将右手臂交叉叠放在左手臂上，两手环抱，两手掌分别抓住另一边的肩膀，并尽量靠近下巴。

运动胸大肌，放松肋间神经

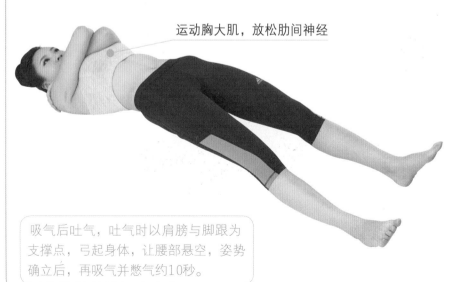

吸气后吐气，吐气时以肩膀与脚跟为支撑点，弓起身体，让腰部悬空，姿势确立后，再吸气并憋气约10秒。

第 **6** 颈椎 〈 详细动作
请翻到
P139

放松手腕的正中神经是关键点

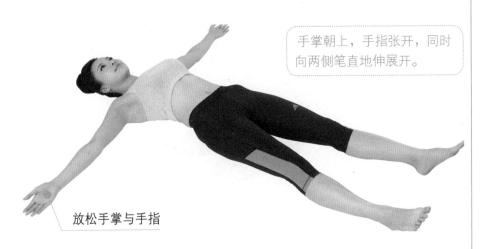

手掌朝上，手指张开，同时
向两侧笔直地伸展开。

放松手掌与手指

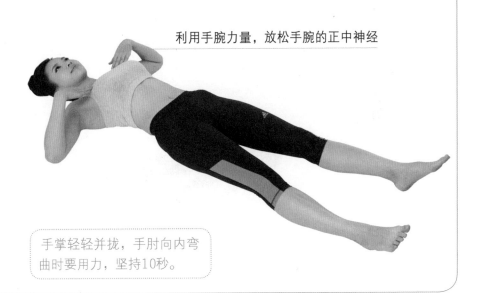

利用手腕力量，放松手腕的正中神经

手掌轻轻并拢，手肘向内弯
曲时要用力，坚持10秒。

第**7**颈椎 〈 详细动作
请翻到
P153

运动腕骨附近的桡神经是关键点

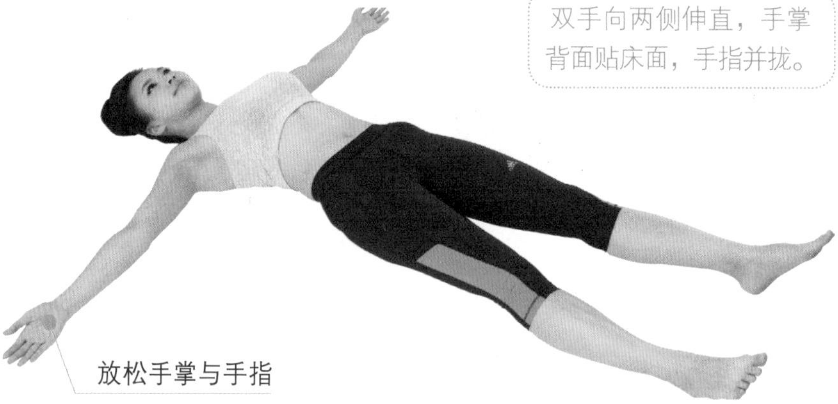

双手向两侧伸直，手掌
背面贴床面，手指并拢。

放松手掌与手指

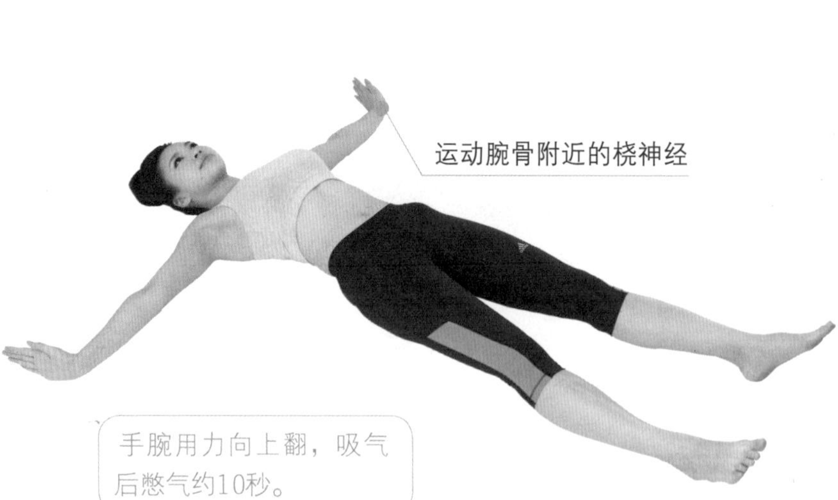

运动腕骨附近的桡神经

手腕用力向上翻，吸气
后憋气约10秒。

Chapter 3

和腰酸背痛说再见

自我检查法+
马上减痛法+
颈椎自愈操

呼吸困难

浑身不舒服，每天胸闷，时常感到呼吸困难。医生也找不到明确原因。心情低落，最后医生建议我去心理科治疗。

症状 感觉缺氧，快昏倒了，世界要毁灭

人们都说心病得心药医，情感创伤的确对身心都有打击，也需要时间来修护。但是，我认为，如果能先缓解一些身体的症状，让整个人都舒服了再来调适心情，效果会不一般。

主副症状分析评量

主症状

- [ ] 呼吸不顺，有喘不过气的感觉
- [ ] 心慌慌的
- [ ] 脸发麻
- [ ] 耳朵听不清
- [ ] 失眠
- [ ] 易怒
- [ ] 心情忧郁
- [ ] 吞咽时总觉得喉咙卡着什么

副症状

- [ ] 歇斯底里
- [ ] 肥胖
- [ ] 面神经麻痹
- [ ] 莫名头晕

哪种人是危险人群？

- [ ] 经常低头的人
- [ ] 用脑过度的人
- [ ] 姿势不良的人

第 **1** 颈椎

这些现象都在告诉你，是第一颈椎被压迫了

✔ Check！特征　无缘无故感到胸闷、呼吸困难

第一颈椎放大图

第一颈椎
第二颈椎
第三颈椎
第四颈椎
第五颈椎
第六颈椎
第七颈椎

脊突
椎间盘
椎体
脊神经根

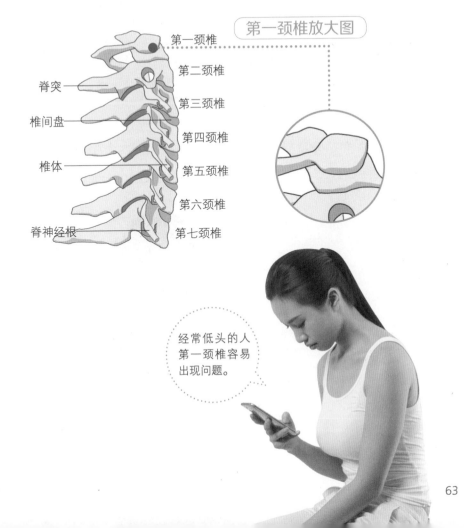

经常低头的人第一颈椎容易出现问题。

实证故事 失恋竟然导致胸闷、头痛

晨间醒来，小芬猛然坐起，突然哇地一声，瞬间爆发的哭声怎么也停不下来……她还揉着胸口，觉得那里好闷，再怎么口鼻并用，都觉得吸不到空气，一种窒息感就这么扑面而来。

三个月前，小芬的男友无征兆地提出分手。后来，小芬才知道他早已劈腿自己最好的闺蜜。两个最看重的人，从此在小芬的世界销声匿迹。

什么都不想做，人生了无生趣

已经好一阵子，小芬过着飘飘忽忽的日子，每天不知为何要起床，经常夜里醒来就怎么也睡不着了，还莫名地哭泣……

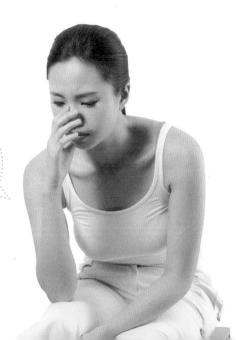

第一颈椎有问题的人，通常出现心情低落的问题。

个性内向的她，要开展新的人际关系不易，加上受了情伤，连工作都不想做了，甚至向公司提出辞职。因为她向来做事负责，工作勤奋，只是情感巨变，整个人才有这么大的变化，主管宽慰她，让她休长假，好好调适一下。

因为查不出病因，只好求助于心理医生

姐姐实在看不下去，押着小芬到医院去看病。但做了许多检查，从数据来看一切正常。几次后，医生直接帮她转诊至心理科，说不是生理的问题，请她与心理医生聊聊，说不定会有意想不到的收获。

小芬感到无比灰心，她幽幽地说道："唉，连机器都骗我，明明我这么不舒服……"说着说着又啜泣起来，不舒服感立刻出现了。

小芬一直觉得生理与心理是分开的，也不想承认自己的身体是因为心理因素造成的。

检查痛源　第一颈椎出的问题通常表现为"心病"

心理与生理往往互相影响，身体症状解除同时也会减轻心病

心理与生理是互相影响的，当生理感觉没有那么痛苦时，心理疾病治疗起来自然就事半功倍。

自我检查3段法：原来问题出在第一颈椎被压迫了

有个词是垂头丧气。细想一下，我们如果郁闷的时候，是不是因为沮丧而容易低下头来？如果以卡通或变魔术来形容，头都好像可以掉到肚子上了，这时候第一颈椎就被压迫了。

步骤 **①** 枕骨处有明显肿胀吗？

我们询问小芬时发现，她不想出门，只想窝在家里动也不动，不论吃什么都没滋味，而且吞咽时总觉得喉咙卡着什么。这段时间，她不只是心情不好，连枕骨处都觉得胀胀的、肿肿的，好像被绑着似的。

步骤 **②** 觉得头痛、胸闷吗？

接着，进一步了解小芬的状况，她说觉得时常头痛，就像有人用皮鞭出其不意地抽她几下。有时，耳朵也是闷闷地，好像里面塞了棉花，总听不清楚。更让她不舒服的是胸闷，她得经常打开窗户，大口喘气，虽然拼命吸气，却还是常常有缺氧、快要窒息的感觉。

步骤 **③** 头后仰时，无法左右转动吗？

现在，我们来做个后仰转头测试。第一颈椎出问题的人，在将头后仰并左右转头时，转到一定的程度就会有疼痛感。

✚ 自我检查

步 骤

枕骨处有明显肿胀吗？

检查枕骨处会发现有肿胀，严重者一摸就痛。

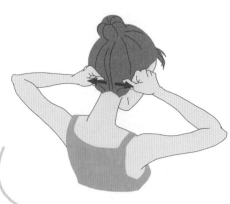

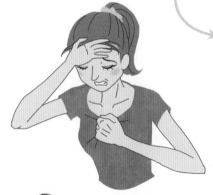

步 骤

觉得头痛、胸闷吗？

肿胀区（后颈）觉得痛，还常常觉得胸闷。

步 骤

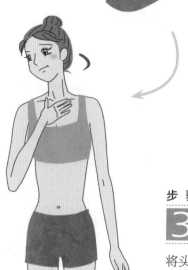

头后仰时，无法左右转动吗？

将头后仰看向天花板，然后左右转动，后颈是否酸痛？

问题出在哪 要解决第一颈椎的压迫现象，延髓需要更多空间

先来了解一下延髓的身世。它算得上顶天立地，位于大脑最下端，上接脑桥，下连脊髓，在第一颈椎，舌下的正后方。延髓是髓状，头部与颈椎的连接处有段空隙，让延髓可以活动，也就是说第一颈椎与延髓有着唇亡齿寒的关系。

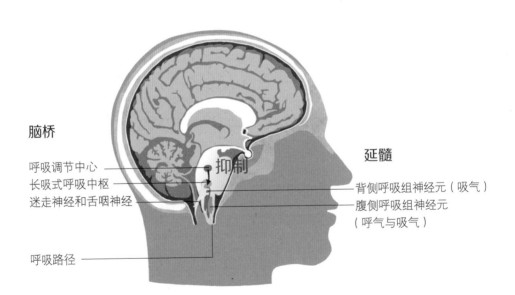

脑桥

呼吸调节中心
长吸式呼吸中枢
迷走神经和舌咽神经

抑制

延髓

背侧呼吸组神经元（吸气）
腹侧呼吸组神经元
（呼气与吸气）

呼吸路径

延髓掌管人体的呼吸、心跳等基本生理功能

延髓掌管的业务广泛

延髓有多重要？凡呼吸、心跳、体温、消化、新陈代谢、快不快乐等，都是延髓的业务范围，而且延髓还跟吞咽有关。

在身体的地图中，承接大脑与身体支柱的第一颈椎与延髓，算得上是黄金地段。我们的身体机制中，越是重要的部位，保护措施越讲究。所以，第一颈椎被颅骨套着，平常不容易受伤，除非是外力的撞击。第一颈椎不适引发的绝大多数症状都是因为压迫导致的。

解痛攻略　为什么仰头就能即时改善

看到小芬，印象深刻的，除了她空洞的眼神之外，枕骨的部位异常肿胀，就像有人变魔术把乒乓球放进了她的后脑勺，不舒服的程度可想而知。她却浑然不觉，还以为是受情绪的影响。

✚ 马上减痛法：先做10秒仰头动作

后来，在整体调整过程中小芬发现，有个很简单的动作，但是见效很快：就是做个仰头的动作，才短短10秒，她的脸色渐渐红润，原本闷闷的听觉也清楚多了，而且呼吸开始变得顺畅。

再通过更深入的体势释放调整后，心情大好的小芬开始聊起天来，整个人都有醒过来的感觉。

调整后，心理舒畅后不怕冷怕热了，身形还变美了

经过一段时间的调整与自我练习，小芬不但不胸闷了，也不像先前那样怕冷怕热了，她的身形还变得匀称了，而且笑容也变多了，开始注意打扮了。她说自己现在可是走时尚路线呢！小芬重回公司的那一天，有位型男新同事招呼着她："咦，你是新来的吗？"小芬笑得甜滋滋的。她想，难怪人家说下一个男人会更好呢。看来，小芬的春天已经不远啦！

小芬的困扰解决了，倒是我开始好奇：为什么只是个抬头的动作，让她改变这么多？

仰头使颈椎第一颈椎往后移，让延髓不受到压迫

舌顶上腭，仰头看天空的动作，能使第一颈椎往后移动，让出空间就不会压迫到延髓。因为生活习惯不良导致血管紧绷，血管拉紧时会变长、变细，为了送出更多血液，所以得撑开，变得又硬又肿。仰头的动作让血管的距离缩短，并使其变松、有弹性。这样一来，血管两端，不论是往上至头部，或往下到躯体，血液流量都会比较正常、顺畅。

仰头会使舌下正后方的延髓获得更大空间，我们这么做，人类的求生本能会被激发，因为脖子外露对人来说是危险的。这时，大脑将下达命令将大部分血液回送到躯体，以准备防卫，面对危险。

养成"抬头看天"的好习惯

另外，常抬头看天，甲状腺不易亢进，人会变得随意，头脑也会变清楚，对常常过度紧张的人来说，时常仰头，适度懒散也是好事。

仰天长啸与夜观天象

历史上最郁闷的出场者——岳飞，应该是"仰天长啸"的经典之一。如果你空有一身本领却无视受制环境而无法施展，也会跟他一样，只能仰天长啸。接下来出场的是三国代表人物——诸葛孔明，他头脑好，饱览群籍，还利用自己所思所学经常夜观天象，才在历史上出现著名的草船借箭，并名垂青史。

如果你比较偏好偶像剧，那也行，来段《来自星星的你》吧！哇，有没有发现，韩星帅哥金秀贤或带点腼腆的大仁哥，不论哪种类型，什么姿势，他们的动作都是仰着头？停！就是这个动作，可以立即缓和第一颈椎受到的压迫。

身体也知道"会吵的孩子有糖吃"

因为作息不正常导致身体偏离了原本该有的姿态。因为习惯了，明明歪了，还是觉得这样比较舒服。但是，时间一久就要付出巨大代价。这时候，"身体想要回归正道"，干脆来个小小的疼痛空袭警报，让身体有所警觉。

●多巴胺使人快乐，但容易产生依赖

好逸恶劳是人性之一，人类下意识地希望大脑多劳动，身体少劳动，而且大脑能分泌多巴胺，让人得到满足。为了追求更多成就感，很多人追求只劳心不劳力。

●活着就是要动，动才能获得真正的身心快乐

人活着要动起来，而且身心都要并用。长期用脑而忽略身体，使得身心分离，疼痛就成了躯体的杀手锏。"会吵的孩子有糖吃"的道理，身体也懂。所以，我们要开发更多可以带来满足感的渠道，这样也不会对多巴胺产生依赖性。

例如：要让小孩快乐，最简单的方式就是搔痒，父母平常多跟小朋友玩搔痒的游戏，可以让孩子身心更健康。

➕ 颈椎自愈操

转头举手法

1 仰躺，两手贴在身侧，双脚打开，与肩同宽。

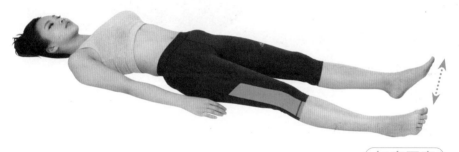

与肩同宽

2 将脖子朝右侧转动，脖子尽量贴近床面。

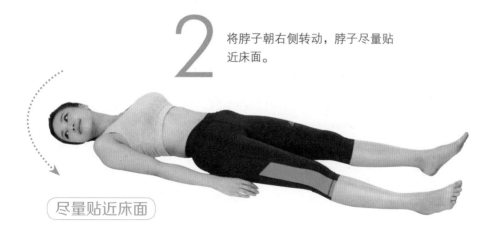

尽量贴近床面

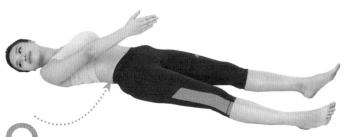

3 先吸气，然后一边吐气一边将右手伸直，向上抬起约30厘米（约45度角）。

注意 结束后，一定要休息10秒以上，不要马上活动，否则容易出现痉挛。

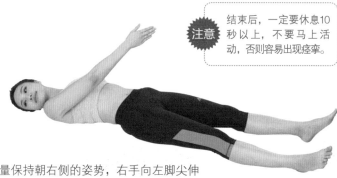

4 脸部尽量保持朝右侧的姿势，右手向左脚尖伸直，姿势到位后，再度吸气后憋住气，并持续此动作及手部高度10秒。

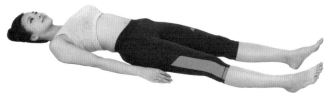

5 自然放松后，将脸部、手回到原来位置，维持原先的平躺姿势，并静止10秒。头转向左侧，再重复上述步骤一次（即反方向再做一次）。

TIPS 如果无法做到位，你可以这样做

用透气胶布贴在照片中的位置，再试一次，就可以轻松达到目标了。

✚ 专业操

手指推头松解法

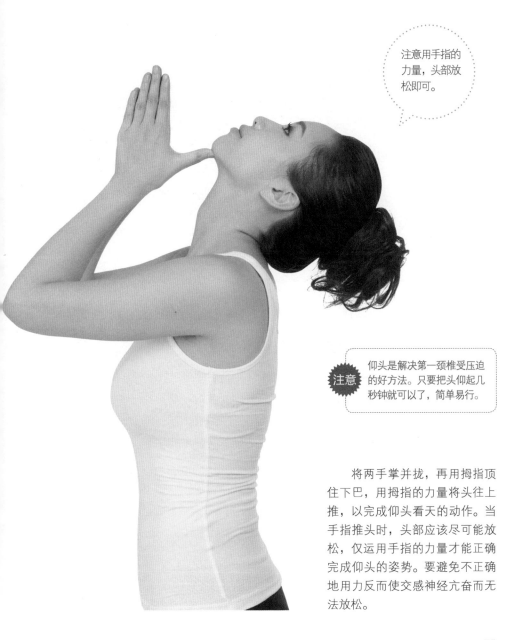

注意用手指的力量,头部放松即可。

注意 仰头是解决第一颈椎受压迫的好方法。只要把头仰起几秒钟就可以了,简单易行。

将两手掌并拢,再用拇指顶住下巴,用拇指的力量将头往上推,以完成仰头看天的动作。当手指推头时,头部应该尽可能放松,仅运用手指的力量才能正确完成仰头的姿势。要避免不正确地用力反而使交感神经亢奋而无法放松。

日常小物自救法

第一颈椎受压迫的人，可以补充鱼肝油

　　鱼肝油，顾名思义就是从鱼的肝脏中萃取出来的油脂，内含有丰富的维生素A和维生素D，对于软骨组织和骨骼都有不错的修复效果，因此，颈椎有问题的人来说，服用鱼肝油是种很好的补充和自救。

　　第一颈椎出问题的人，通常某些神经系统也会受影响，而鱼肝油对于修复神经系统也有不错的效果。

　　但需要注意的是，鱼肝油并不是多多益善，由于其是脂溶性的，若吃太多将无法排出，反而造成身体的负担，依照食用说明补充会较为安全。

小知识

仰头：用戒断的方式，找到比多巴胺更多的快乐

　　仰头的动作其实能暂时阻隔激动的情绪，特别是哭得停不下来的时候，仰头持续30秒，会发现眼泪居然收住了。仰头之所以能瞬间控制情绪，是因为信息被阻断了。

　　当然，哭泣也是心情的抒发，当我们遇到必须在当下先控制情绪时，仰头的动作就能派上用场啦。

偏头痛

只要生活一开始忙碌，头就像是被念紧箍咒一样疼个没完没了，仿佛在头上的环状立体音响一样，怎么样都摆脱不了。通常是，头一痛起来，甚至想要把头砍掉算了。

表面症状　脑袋有紧缩感，一紧张就犯病

第二颈椎引起的偏头痛，原因之一就是紧张和忙碌。只要一感到紧张，偏头痛一定会发作。觉得体温温吞吞的，但一量起来却没发烧，整个人觉得闷闷的……让第二颈椎出问题的人，感到十分困扰。

主、副症状分析评量

主症状

☐ 偏头痛

副症状

☐ 体温温吞吞的
☐ 心悸
☐ 整个人觉得闷闷的
☐ 头上像戴着过小的帽子

哪种人是危险人群?

☐ 忙碌
☐ 用脑过度
☐ 紧张过度
☐ 责任感过重
☐ 习惯性咬紧牙关

第 **2** 颈椎

这些现象都在告诉你,
是第二颈椎被压迫了

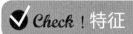 **Check！特征**　一觉得紧张就偏头痛发作

第二颈椎放大图

第一颈椎
第二颈椎
脊突
第三颈椎
椎间盘
第四颈椎
第五颈椎
椎体
第六颈椎
脊神经根
第七颈椎

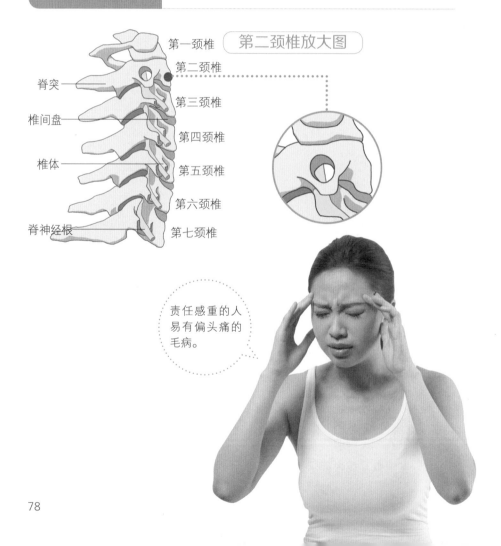

责任感重的人
易有偏头痛的
毛病。

实证故事　痛到想把头"砍掉"，这是血液流通出现障碍的警告

你是否有过莫名头痛的经历？整个人觉得闷闷的，头紧紧的，有一种压迫式的疼痛，如魔咒般纠缠不清，就像戴上孙悟空的紧箍咒，怎么甩也甩不掉！说到调皮的孙悟空最怕的头痛，谢小姐就很有体会。

谢小姐，今年35岁，从事会计工作十多年，要求完美，不允许工作上存在任何瑕疵。自己工作完成了，谢小姐还会主动把别人的事一起兜过来。

也不知从什么时候开始，谢小姐只要一忙起来就偏头痛。那种痛就像在头上戴了个过小的帽子，有种紧缩、压迫的感觉。到医院检查、就诊，所有的检验数据都看不出有什么问题。偏头痛就像影子一样，严重困扰着她。

换工作、换医生，通通无效

后来，她想，也许换个新的工作环境，头痛情况就会有所改善。换了新公司，工作上的事当然难不倒她。可是不知为什么，每次见到老板，偏头痛就像赠品一样跟着出现。奇怪的是，老板对待员工和善，从不给员工施加压力，没道理一见面就紧张啊！

就这样，偏头痛的情况越来越严重，止痛药吃了一堆，但是头痛说来就来。跑了好几家医院都找不到原因，有些医生还建议她转到心理科，看看是不是因为精神压力太大。

检查痛源 引起第二颈椎受压迫，
和"记忆中的紧张"有很大的关系

先解除肌肉记忆才能真正放松

相信很多人都有同感：虽然脑子知道不需要紧张，但是肌肉以前所累积的害怕记忆无法解除，不自觉就自动紧张。所以，想要消除紧张的记忆，不要刻意控制，尤其不要听别人说"放松"，因为通常是越听越紧张。

在这里，我们要运用自愈能力来恢复健康，真正终结偏头痛。

自我检查2段法：原来问题出在第二颈椎被压迫了

步骤 ① 脖子无法上下转动？

我们观察谢小姐全身动作状态时，发现谢小姐上下转动脖子这个动作做起来很困难，而且偏头痛发作时痛的最明显位置是在头的斜后方。由此判断，原来谢小姐的真正问题出在第二颈椎受到了压迫。

步骤 ② 按耳大神经处会有改变？

接着，轻轻地按揉她的耳大神经处来确认一下：果然，她立即感觉到头痛变轻微了。

➕ 自我检查

步 骤

脖子无法上下转动？

将头往上仰，再将头往下点，会发现颈部酸痛，无论向上还是向下，都会觉得不舒服。

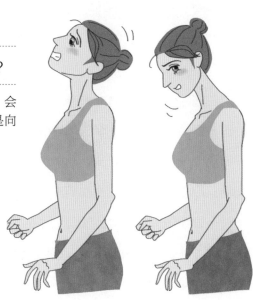

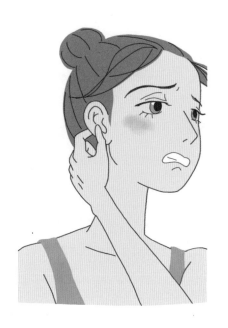

步 骤

按耳大神经处会痛吗？

轻轻按揉自己的耳大神经，会有酸痛感吗？最好由他人帮忙检测，这样比较准确。

> **问题出在哪** 用脑过度或紧张过度的人，
> 是偏头痛最爱的对象

偏头痛为什么会和第二颈椎有关呢？

这是因为用脑过度或紧张过度的人，血管容易充血膨胀，而且变硬，而第二颈椎两侧有孔洞让动脉通过，血管一旦膨胀，就会影响第二颈椎，而且连带跟第二颈椎相连的肌肉束也不好过。

这个位置正好位于头后侧斜上角的范围，所以即使骨头、身体组织没问题，光是这个状况就足以让你大叫："啊，多么痛的领悟！"

一般人对付偏头痛是吃些止痛剂。问题是，你可能已经吃了几车药，头痛却像阿诺·史瓦辛格一样，老说："I'll back（我会回来的）"。它甚至连门铃都不按，想来就来，让人恨得牙痒痒。那么，有什么方法可以让我们"永远"向偏头痛说永别呢？

首先，我们要了解到底是哪些事引发自己有紧张感。以谢小姐为例，在与她聊天后才发现，原来是老板跟她那严厉的小学老师长得很像。答案一解开，加上自我做操配合，谢小姐果然能够自如面对她的老板了。

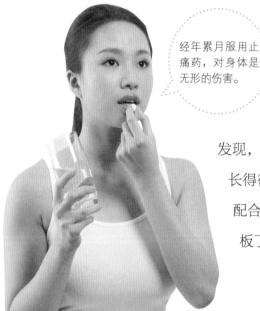

经年累月服用止痛药，对身体是无形的伤害。

> ## 解痛攻略
> 启动咀嚼肌，解决紧张性偏头痛的不二法则

　　想要根除紧张引起的偏头痛，根本之道就是要释放紧张，消除紧张。这个原理很简单，偏偏有很多人做不到：脑袋很想放松，身体却不听使唤！

来自登山者的基础生理知识

　　所有专业登山运动员都知道，往上登顶的过程中会发现，因为大气压力的影响，人体内部氧化作用加速，身体的肌肉与神经系统跟着紧张就会引发偏头痛。这时，有经验的爬山运动员拿根小树枝咬在嘴里，就不头痛了。他们咬的并不是千年灵芝或珍奇药草，为什么如此神奇呢？其实他们只是运用基础的生理知识，转移肌肉的用力点而已。

咀嚼肌工作时，交感神经会安静下来

　　当我们用牙齿咬住东西时，下巴、脖子、肩膀乃至全身的肌肉都会自然放松。所以，用咀嚼肌的力量去放松全身肌肉，交感神经就不会亢奋，身体也就轻易恢复平衡了。

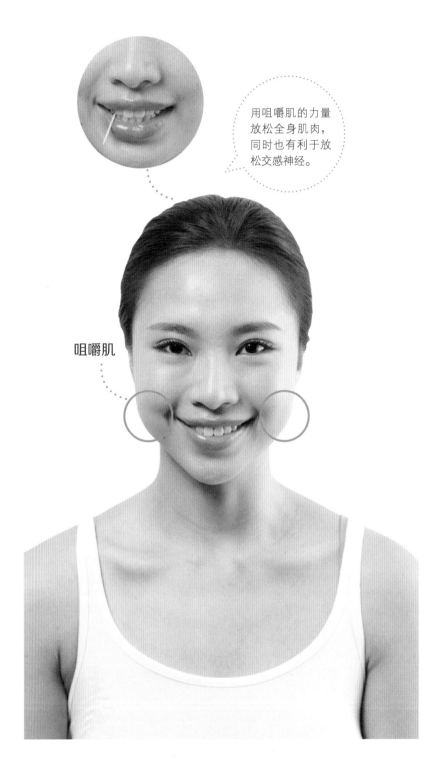

用咀嚼肌的力量放松全身肌肉，同时也有利于放松交感神经。

咀嚼肌

✚ 马上减痛法：来练"咬牙签"放松操

影片《英雄本色》里周润发所饰演的小马哥，对付偏头痛应该很有一套吧。小马哥令大家印象深刻的不是他那没有风却会自行摆动的大衣，也不是躲过飞身扫射的子弹时比迈克·乔丹更能对抗地心引力的身段，而是那一根叼在嘴里的牙签！这根牙签，让他在面对一触即发的紧张场面时，依然是气定神闲的模样。其实，这不只是电影剧情需要，也很符合生理学的概念。

牙签、吸管、树枝、笔等，都可以用来做释放紧张的练习。但是要注意，运用咀嚼肌来放松，力道要恰到好处。正确的方法是要有点紧，又不太紧，自然咬合，只要用可以咬住牙签的力量即可。虽然这个动作看起来不太美观，但绝对可以舒缓肌肉紧张。通过不断练习，次数多了，肌肉自然会"记得"这种释放紧张能量的方式。久而久之，不必咬东西也能放松。

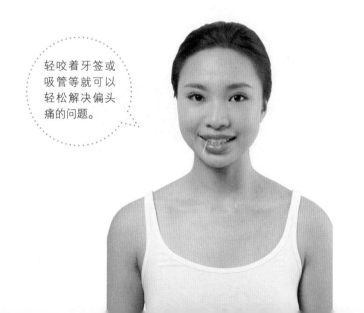

轻咬着牙签或吸管等就可以轻松解决偏头痛的问题。

✚ 颈椎自愈操

上臂撑头法

1 仰躺，双脚打开与肩同宽。

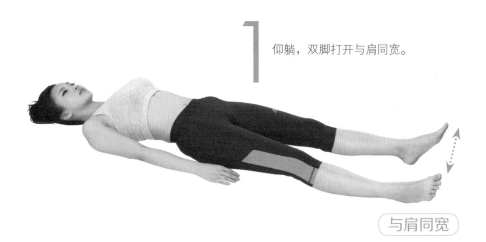

与肩同宽

2 手肘垂直竖起，贴在身体两侧，
类似跑步的准备姿势。

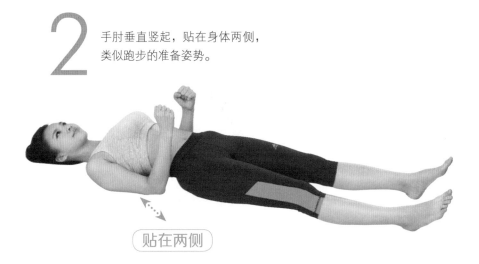

贴在两侧

下巴抬起10秒

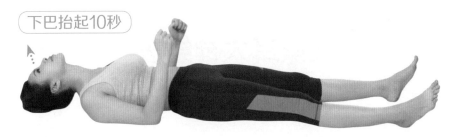

3 扩胸，将肩胛骨往中间夹紧，头部后方用力撑起身体，下巴往上抬，持续此动作10秒。头顶仍需紧贴床面。

注意 结束后一定要休息10秒以上，不要马上活动，否则容易发生痉挛。

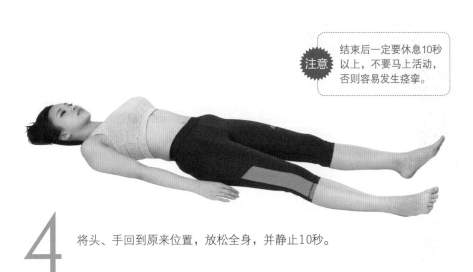

4 将头、手回到原来位置，放松全身，并静止10秒。

TIPS 如果无法做到位，你可以这样做

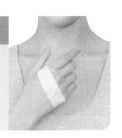

只要用透气胶布贴在照片中的位置，再试一次，就可以轻松达到目标了！

✚ 专业操

按揉耳大神经法

这个治疗动作要由别人来操作

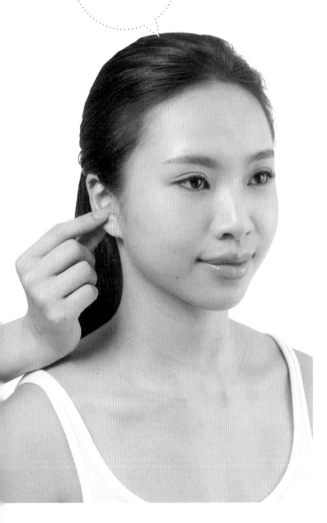

按揉耳大神经，即可缓解偏头痛

看招：请家人帮忙伸出手来按揉耳朵的耳大神经处，即能马上缓解不适。

因为第二颈椎受压迫，即使轻轻碰一下这个部位，也会有疼痛感，就这么揉1~2分钟，可以立即使血液流向耳朵。这类似疏导的作用，相关的血管就不会过度膨胀了。

 在揉按耳大神经处时，可以站在被按揉者的身后或旁边，只要方便施力就可以了。但一定要注意，动作要轻柔，感到稍微疼痛的程度即可。

TIPS 1

日常小物自救法

无人帮忙，用小夹子也有效

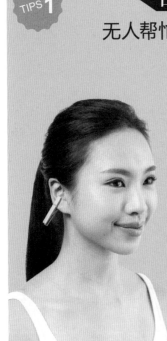

如果一时之间找不到谁愿意帮忙按揉耳大神经处，夹子就能在这时候派上用场了。这可不是综艺节目的整人戏码，只要夹对位置还真有效果：就夹在耳大神经的部位，只要几秒钟。提一点，若用木头夹，效果会更好喔！

用夹子夹住耳大神经处可缓解紧张性头痛。

TIPS 2

小知识

什么是"肌肉记忆"

很多人以为记忆是大脑的专利，其实我们的肌肉、神经系统，甚至细胞都有记忆。你可能会忘记老婆生日，欠了别人多少钱，考试的答案，该做的事等，却不会忘记怎么骑自行车，怎么开车或怎么做运动。

运动员最清楚肌肉有多么强大的记忆，例如：该用多大力，会牵引哪些肌肉，如何保持平衡……这些都已经存在脑海里，无意识就会反映在当下。一边骑车一边想事情，仍能在不知不觉中到达目的地，就是肌肉记忆最好的例子。

落枕

落枕，对一些精神压力大的人来说，这是常见的问题，又以双下巴的人更容易"中奖"。落枕的痛苦，有过这方面经历的人都了解。落枕时，其实只要通过压按承浆穴就可以达到缓解的效果。

症状　一有压力就落枕，仿佛承担不了重担

一有重要的事情就落枕，仿佛已经是第三颈椎出问题的人的宿命。除了落枕外，甚至落枕有时会出现鼻塞，讲话时有鼻音的问题。第三颈椎有问题的人，通常都是负责任，工作压力大者。第三颈椎受压迫引起的落枕，最大的原因不是睡姿，而是紧张和压力。当然，这和体形也有些关系，有双下巴甚至三层下巴的人，是好发人群。

主、副症状分析评量

主症状

☐ 落枕
☐ 背部酸痛
☐ 颈部活动受到限制，
　上下动会觉得痛

副症状

☐ 鼻塞，说话有　　☐ 眼睛疲劳
　鼻音　　　　　　☐ 胃下垂

哪种人是危险人群？

☐ 伤风感冒　　　☐ 施力不当
☐ 压力大　　　　☐ 情绪过度紧张

第 **3** 颈椎

这些现象都在告诉你，是第三颈椎被压迫了

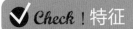 **Check！特征** 一有重要事就会落枕

第一颈椎

第二颈椎

脊突

第三颈椎 第三颈椎放大图

椎间盘

第四颈椎

椎体

第五颈椎

第六颈椎

脊神经根

第七颈椎

引起落枕的原因不光是睡眠姿势不良。

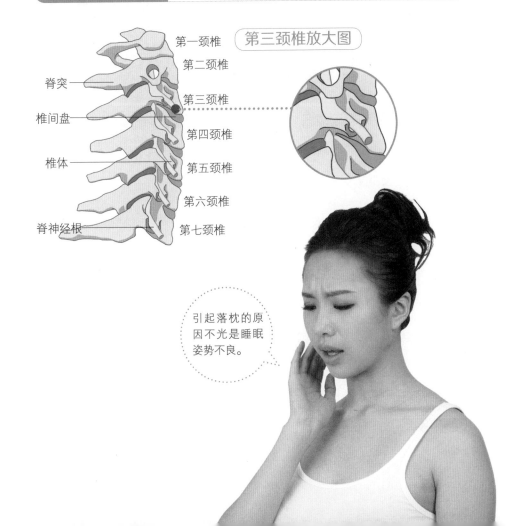

实证故事 经常落枕影响工作

还不到40岁就在知名跨国企业担任高级主管的廖副经理，算得上年轻有为。

工作努力，但压力也如山大的廖副经理，经常一觉醒来就落枕：背部明显酸痛，颈部活动受到限制，脖子左右转动还行，只要上下动一下就疼痛。

双下巴、啤酒肚，不到40岁身材就走了样

身材发福的廖副经理，只有脸部还看得出年轻的模样。他不但早生华发，脖子以下像是浑然天成走了形，再加上双下巴以及啤酒肚，常让晚进公司的人误以为他是资深的老前辈。

习惯性落枕，只靠药物舒缓

有一次，公司内部有个重要会议。廖副经理早早起来准备，但是一起床，熟悉的疼痛又来了：脖子稍微动一下都觉得难受，连穿衣服这么简单的动作也花了好长时间。

原本，他的习惯是拿些药喷喷，贴上药膏，看能不能舒缓一下。但这天是重要日子，他得保持最佳的仪容，而不能把自己脖子贴得像"违章建筑"。

落枕，被误解为骄傲

当天是公司亚太地区的汇报大会，廖副经理要负责上台报告。他为了这个方案早已耗费多时，投入极多心血，根本不可能请假。他时不时抬头看幻灯片的报表来辅助说明，汇报后还要跟那么多分公司高级主管点头寒暄。但当天的情况是，他只能以45度角这个角度跟别人打招呼，不知道的人还以为他因为受到公司重用变得骄傲了。

廖副经理暗自叫苦，觉得自己的脖子简直成了整人玩具，疼痛老是跟他玩"一二三木头人"的游戏。但他咬紧牙关，没露出一丝痛苦的表情。好不容易熬到会议结束，他都不知道自己是怎么走出会议室的。

检查痛源 颈部只要上下动就觉得痛，是压力型落枕的主要症状

肌肉运动太少，恶性循环后更容易落枕

肌肉的天职就是动，如果有谁比较懒惰，因为缺乏运动而循环不良，身体机制会自动以油脂包覆来保护肌肉，以避免肌肉纤维化。而一旦发生这种情况，想动的时候，油腻腻的肌肉更难用力。

自我检查2段法：原来问题出在第三颈椎被压迫了

什么原因让肌肉总是放松不来？伤风感冒、压力大、施力不当、情绪过度紧张等，都是可能的选项。其最后结果就是肌肉不肯动。

步骤 ① 脖子有个角度无法转动吗？

我们观察廖副经理的状态，会发现他在转动脖子时，有一个角度，他动弹不得，尤其是上下转动时，更为明显。

步骤 ② 有明显的双下巴，甚至第三层下巴吗？

再来，我们看看廖副经理的体形，他有明显的双下巴。我们可以简单归纳，双下巴来自于脖子的肌肉很少运动，而缺乏运动的肌肉造成脖子容易僵硬。有了这样的恶性循环，就不难理解为什么有双层甚至三层下巴的人比较容易落枕了。

✚ 自我检查

步 骤

脖子有个角度无法转动吗？

将头往右转一转，再将头往左转一转，发现颈部酸痛，感觉卡卡的。

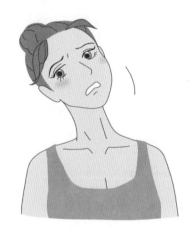

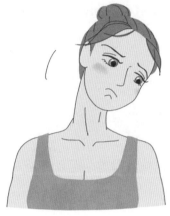

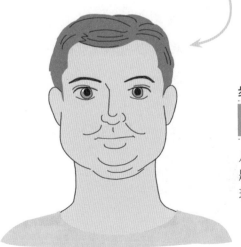

步 骤

有明显的双下巴，甚至三层下巴吗？

从外观上看起来，第三颈椎有问题的人，通常有双下巴，甚至出现第三层下巴。

问题出在哪　斜方肌被压迫，落枕就发生了

通常提到落枕，多数人会觉得是因为睡姿不良造成的。不过，我们可能忽略了，在睡眠过程中其实并非完全静止不动。一夜下来，翻身或调整的动作不计其数。因为即使身体睡着，小脑、延髓、运动神经等，很多部位都处于随时待命状态。因此，落枕真正的关键点在于，本身的肌肉呈现紧张的状态。

斜方肌无力，容易造成颞颌关节滑脱

落枕的根本问题，是因为颈椎压迫造成斜方肌无力，影响到左右枕骨。环环相扣的原因，使得颞颌关节滑脱，总像是一副要离家出走的样子，这就形成了落枕。

如果有申诉机会的话，颞颌关节会委屈地说："因为斜方肌抓不住我。"但斜方肌真的很冤枉，其实斜方肌是因为过度紧张而无力的。

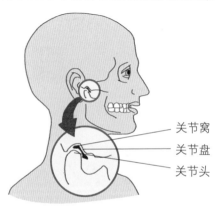

关节窝
关节盘
关节头

颞颌关节滑脱会造成落枕

解痛攻略 | 落枕的疼痛根源，是斜方肌过于紧绷

追根究底，第三颈椎引起的落枕，最根本的原因是紧张引起斜方肌无力，其实和颞颌关节没有太大的关系。甚至可以说，颞颌关节是受害者。

斜方肌无力造成一连串的问题

为什么说颞颌关节是受害者呢？这是因为由颈椎所引起的症状会将疼痛传递给脊椎、头部、肩部和上肢。而第三颈椎掌管斜方肌，如果第三颈椎受到压迫，斜方肌就会出现无力的情况，进而影响左右枕骨、头部外侧、耳朵上方，甚至是眼睛后方。连带地，也会影响下巴尖端棘突，肩胛骨内侧沿着肩胛脊等，甚至可能影响手臂外侧。

上述的一连串效应，便会造成颞颌关节脱位而形成落枕。若想要达到治本的效果，还是要解决从斜方肌无力和消除造成紧张的原因上着手。

➕ 马上减痛法：按住承浆穴，可有效放松斜方肌

我们可以利用承浆穴的位置特性，来放松斜方肌。这个方式的特点是，承浆穴的位置在下巴上，当按住承浆穴时，下巴会跟着往内缩。这时，斜方肌为了用力就会放松。

值得注意的是，这个做法并不是按摩承浆穴，只是这个穴位相对好找，可以支撑住推下巴的力量，所以找承浆穴。此法也有放松斜方肌的效果。

连续7天，身体细胞才能有记忆力

要特别提醒的是，至少要连续七天这样做才会有所成效。因为我们的记忆不只存在于大脑，细胞也有自己的记忆方式。当我们习惯了某种动作，即使是错误的、有碍健康的，也会持续。例如，身体歪了一边，就算一时调整到正确的位置，不需几天，甚至几个小时后就又回到原先的歪斜状态。

这是因为习惯了，身体会误以为那才是正确的姿势。所以要不断地提醒，并强化细胞的回忆。因此，这个动作至少得重复7天以上，身体才能真正记住。

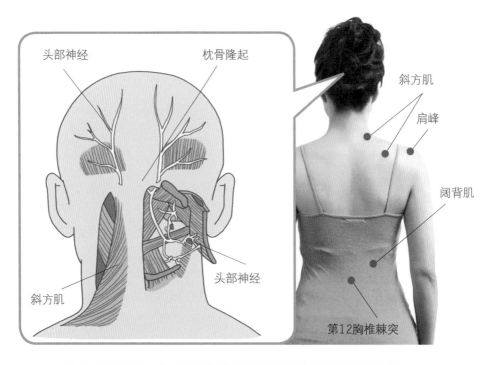

改变斜方肌无力是掌管改善第三颈椎受压迫的关键

✚ 颈椎自愈操

上臂撑背法

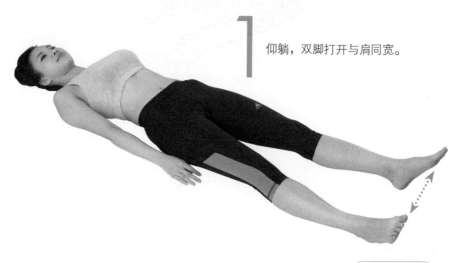

1 仰躺，双脚打开与肩同宽。

与肩同宽

2 吸气后慢慢吐气，上手肘张开与
肩同高，手臂垂直竖起。

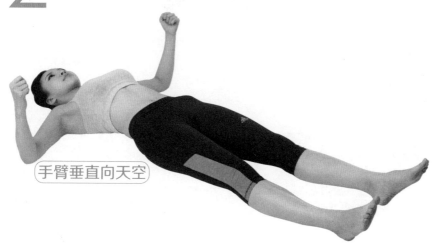

手臂垂直向天空

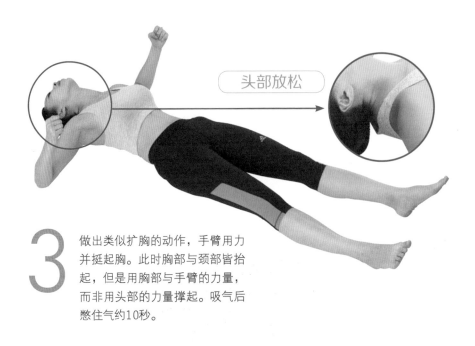

头部放松

3 做出类似扩胸的动作，手臂用力并挺起胸。此时胸部与颈部皆抬起，但是用胸部与手臂的力量，而非用头部的力量撑起。吸气后憋住气约10秒。

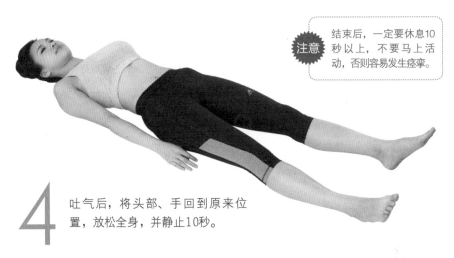

注意 结束后，一定要休息10秒以上，不要马上活动，否则容易发生痉挛。

4 吐气后，将头部、手回到原来位置，放松全身，并静止10秒。

TIPS 如果无法做到位，你可以这样做

只要用透气胶布贴在照片中的位置，再试一次，就可以轻松达到目标了！

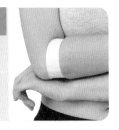

➕ 专业操

手指按压承浆穴法

注意 这么做时，斜方肌必须先放松。

按住承浆穴往里推，即可放松斜方肌

如何才能让斜方肌放松呢？首先要找到承浆穴。只要用食指按住下巴的承浆穴，并往里推，将下巴顶至喉咙，用力顶1分钟。

这个动作可以自己做。做的时候可以让后背贴着墙来加强辅助作用。

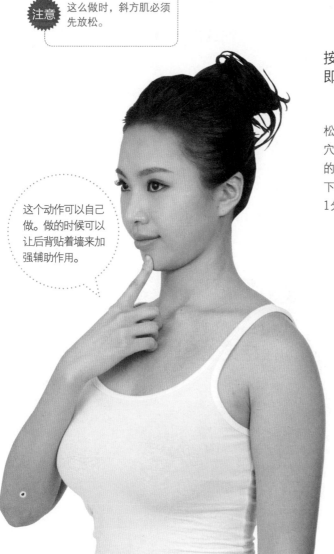

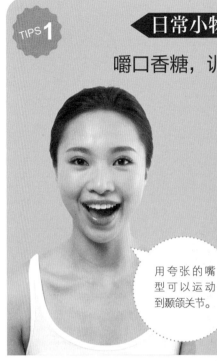

TIPS 1 日常小物自救法

嚼口香糖，训练颞颌关节

除了放松斜方肌外，也可以试着训练颞颌关节的承受力。这个方法很简单，只要将嘴巴用力打开，做出夸张的嘴型。至于要多夸张，就看自己的能力所及，只要确认运动到颞颌关节就可以了。

若喜欢嚼口香糖，可以利用嚼口香糖的方式训练颞颌关节，在嚼口香糖时会用到咀嚼肌，而这也会带动颞颌关节的运动，使颞颌关节更灵活。不过，要注意的是尽量挑选低糖、健康的口香糖。

> 用夸张的嘴型可以运动到颞颌关节。

TIPS 2 小知识

缩下巴走路是好习惯，有助保持完美体态

我有个朋友以前是军人，他说在部队养成了良好的习惯，就是，缩下巴、自然挺直腰杆、提臀、缩小腹。

他没有去健身房，也不是常常运动，但他只要是在行走，就会自动缩下巴。朋友虽已过了50岁，体形还是保持得很好。

> 缩下巴走路，可以有效保持体形。

肩膀酸痛

第四颈椎受压迫造成的肩膀酸痛，有多数人认为是因为忙碌以及生活压力造成的。这些人有常耸肩，对自己的日常生活感到不快乐等问题。其实，只要通过按揉风池穴和简单做操练习，就能远离肩膀酸痛、背痛等被困扰多时的毛病。

症状　肩膀紧绷，就连背部都跟着痛

若仔细观察第四颈椎受压迫造成的肩膀酸痛患者，会发现他们大多有习惯性耸肩的毛病，甚至有些患者肩膀痛起来觉得肩膀动一下都很困难，严重者通过外观就可以看出来肩膀高度和一般人明显不同。这些人通常对生活感到力不从心，甚至容易对别人产生不满，觉得全世界就自己最忙，没有人可以帮自己分担责任。

主、副症状分析评量

主症状

- ☐ 肩膀酸痛，动起来很困难
- ☐ 好像担着很重的东西
- ☐ 肩膀内缩　　☐ 背部疼痛

哪种人是危险人群？

- ☐ 精神不振　　☐ 不快乐
- ☐ 觉得生活乏味
- ☐ 想承担却心有余而力不足

副症状

- ☐ 常耸肩
- ☐ 头痛
- ☐ 眼睛雾蒙蒙的

第 **4** 颈椎

这些现象都在告诉你，
是第四颈椎被压迫了

✓ *Check* ！特征　　肩膀酸痛到背受牵连

第一颈椎
第二颈椎
第四颈椎放大图

脊突
第三颈椎

椎间盘

第四颈椎

椎体
第五颈椎

第六颈椎

脊神经根
第七颈椎

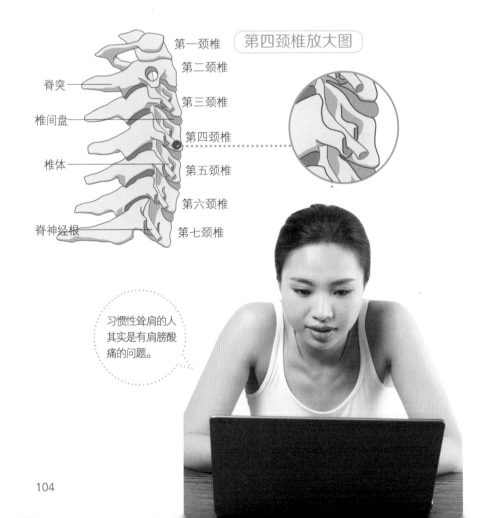

习惯性耸肩的人
其实是有肩膀酸
痛的问题。

实证故事　全世界就我最忙，公司兴亡都是我的责任

阿梅总是感觉肩膀僵硬，背还会痛，甚至有时头也跟着疼。而且阿梅感到奇怪：自己又不是七老八十，眼睛却常常觉得雾蒙蒙的，看不太清楚。

生活忙碌，对"无关事物"感到无趣

阿梅生活工作都很忙碌，饮食也不定，却没看见她瘦下来，手臂、小腹一副营养过剩的样子，倒是胸部竟然缩水——这让她挺介意的。

电视里的跨年烟火晚会进入倒数秒数的时候，阿梅的室友都准备迎接这令人振奋的一刻，只有阿梅连头也不抬，整个人陷在沙发里，嘴里还嘟哝："有啥好看的，每年不都是一样吗？"

事情永远做不完，工作是唯一目的

原本元旦假期可以休息，但阿梅自愿到办公室加班，她的口头禅是："没办法，事情做不完！"年届四十的她没有对象，也不爱出去玩，工作成了她唯一的重心。

说起阿梅对工作的投入，可以让人误以为公司与工厂是她自己开的，其实，她只是老板非常器重的副手。事必躬亲的她，一肩挑起公司的大事小情，老板对此也乐得轻松，在他看来反正阿梅都会打点得

妥妥当当。

　　阿梅的事情多如麻，她常常得同时处理好多件事，其实有很多事根本不是她分内的事情。阿梅这么做只是担心其他人做不好，导致自己收尾，反而更累，干脆通通自己来。

看所有同事都不顺眼

　　基于这种情况，她常常东想西想的，担心货赶不出来，品质不好，包装是否需要再调整等，有好多问题让她脑袋停不下来，失眠已经是她最熟悉的闺蜜了。

　　渐渐地，越来越多的事都让她看不顺眼，莫名地想发脾气。看着其他同事一副事不关己的状态，阿梅常恨得牙痒痒。如果发现有谁在交头接耳，她就会火冒三丈，认为大家背后在批评她。"我这是为谁辛苦为谁忙啊？！"阿梅虽然常常这样叨念着，但手中的工作和脑中的思绪却从没停下来过。

环绕式肩膀酸痛，上半身都像在备战状态般紧绷

　　后来，阿梅的肩膀酸痛愈演愈烈，头痛也越来越夸张。人家是环绕式音响，她是环绕式疼痛：就像戴了个紧过头的全罩式耳机，不但常觉得疲劳，更觉得肩上像压着一座山。阿梅的整个上半身紧绷，就像随时都在备战状态，身体的状况就跟她的生活一样，越想承担越有种无力感。

检查痛源　斜方肌过度紧张是造成第四颈椎压迫的主要原因

肩膀紧绷，生活处于紧张状态，造成斜方肌紧张

仔细了解阿梅的状况和生活习惯，就会知道所有问题都是因为斜方肌过度紧张，且第四颈椎受压迫而引起的。

自我检查2段法：原来问题出在第四颈椎被压迫了

步骤 ① 肩膀的高度正常吗？

在观察阿梅的症状后，我好奇地问她："你有没有发现自己的肩膀提得很高？"

"有吗？"阿梅很惊讶。

她忙得连照镜子都没空，怎么会知道自己的肩膀高度有问题？她自己也没什么感觉，就是觉得肩膀不舒服，但旁人一眼就会注意到她那高耸的肩膀。

步骤 ② 脖子后方有明显的肿胀吗？

后来，我们观察了阿梅的脖子后方，发现该处有明显的肿胀。这表示，她的颈椎其实也在大声抗议，只是她完全不知道。

✚ 自我检查

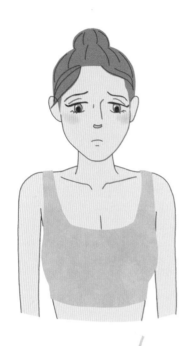

步 骤

1 肩膀的高度正常吗?

将肩膀轻轻往上提，做出耸肩的动作，发现肩膀的肌肉很酸。严重者从外观就可以注意到肩膀与正常情况相比，处于高耸的状态。

步 骤

2 脖子后方有明显的肿胀吗?

仔细观看脖子后方，发现看起来有明显的肿胀。

> **问题出在哪** 喜欢把所有事情往身上揽，
> 有肩膀酸痛的问题，还习惯性耸肩

肩膀酸痛，也就是肩膀仿佛被凝结住，动起来比较困难。

为什么喜欢把事情往身上揽的人容易有肩膀酸痛的问题呢？这一切都和斜方肌有关。

这一节所谓的"斜方肌"，就是将头部和肩部向后拉的背部肌肉，从颈椎和头骨底部，经过背部和肩部连接到肩胛骨和锁骨。

当斜方肌紧绷收缩时，从头部、肩颈到整个背部，都无一幸免。特别是当斜方肌承担过多压力时，就容易形成耸肩现象，造成第四颈椎受压迫的问题。

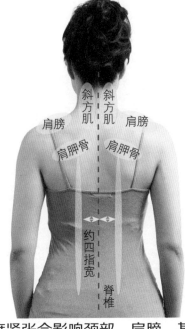

斜方肌过度紧张会影响颈部、肩膀，甚至整个背部

解痛攻略　放松斜方肌是解决肩膀酸痛的最好方式

任何神奇的调整手法，也只能暂时缓解相关症状，若形成的根本因素没有改变，累积一段时间后，同样的问题还会再来一次。真正能解救我们的只有自己：解决问题的根源。

✚ 马上减痛法：按揉风池穴，四两拨千斤，释放紧绷的斜方肌

要患者怎么让如此紧绷的斜方肌，立即体会放松是什么感觉呢？就是从按揉风池穴开始。当我们按揉风池穴时，患者第一个感觉通常是："咦？眼前亮了！"甚至说有种拨云见日感也不为过。更让人惊讶的是，头痛立马缓解了许多，肩膀松下来了。这时患者才能体会什么是舒服，顿时脸部的线条没那么严峻了，瞬间柔和了许多。

为什么要按揉风池穴呢？这个动作是为了释放斜方肌的紧绷，因为它的紧张会引发一连串的骨牌效应，除了肩膀酸痛外，还会造成头痛、视物不清等状况。

斜方肌的管区较其他肌肉大，牵连的肌肉束也十分复杂，疼痛的位置会因此有差异，但只要找到关键的施力点，就能轻松达到缓解疼痛的效果。

风池穴，一穴缓解颈椎问题

风池穴，一个即便不懂经络学的人也听过的穴位。为什么按揉风池穴阿梅的症状可以立即缓解呢？因为风池的穴位正是斜方肌的起点，只要处理好这个点就能有效解决问题。风池穴是调整颈椎症状相当好用的穴位，不论是哪一颈椎有问题，只要按揉风池穴，症状都能有所缓解。

斜方肌放松后，头轻眼也清

按揉风池穴，会突然有种眼前一亮的感觉。这是因为斜方肌会牵引到视神经，当放松斜方肌之后，眼睛马上看得较清楚。

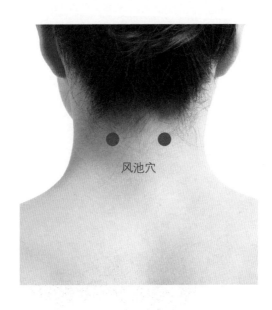

风池穴

➕ 颈椎自愈操

上臂抬头法

1 仰躺，双脚打开与肩同宽。

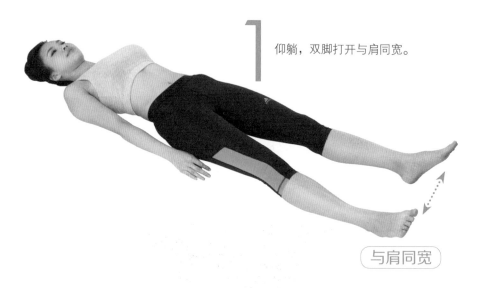

与肩同宽

2 手肘垂直竖起，贴在身体两侧，
类似准备跑步的姿势。

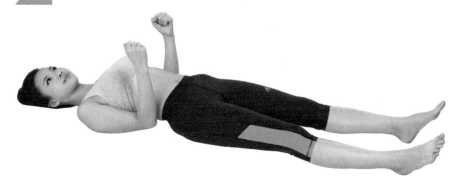

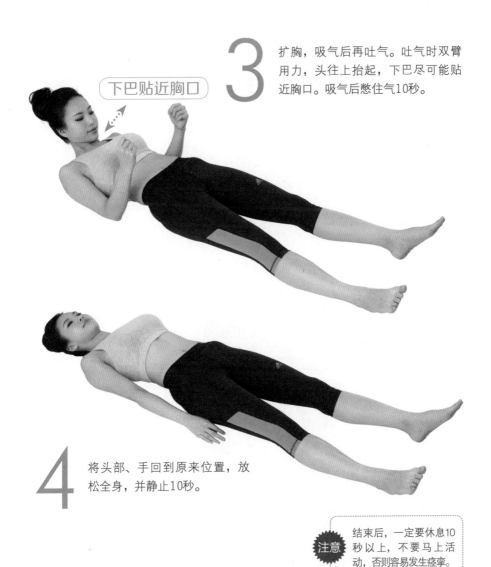

下巴贴近胸口

3

扩胸，吸气后再吐气。吐气时双臂用力，头往上抬起，下巴尽可能贴近胸口。吸气后憋住气10秒。

4

将头部、手回到原来位置，放松全身，并静止10秒。

注意 结束后，一定要休息10秒以上，不要马上活动，否则容易发生痉挛。

TIPS 如果无法做到位，你可以这样做

只要用透气胶布贴在照片中的位置，再试一次，就可以轻松达到目标了！

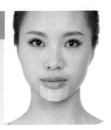

✚ 专业操

扭转手指法

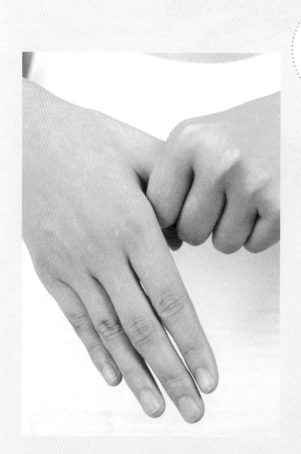

扭转手指就能缓解肩膀酸痛。

扭转五只手指，肩膀酸痛远离我

是的，你没看错，只要轻轻地扭扭手指，就可以缓解肩膀酸痛。

首先，伸出右手，轻松地张开手掌，再伸出左手，握住右手的手指，从大拇指开始，轻轻地扭转右手的大拇指几次，再依序扭转其他手指，就会发现肩膀酸痛居然没那么严重了。

TIPS 1

日常小物自救法

按揉风池穴肩膀酸痛就缓解

　　在前面的文字里，说到按揉风池穴可以缓解肩膀酸痛的问题。那么，该怎么按揉风池穴呢？

　　只要举起手臂，双手指在后脑勺处交握，伸出大拇指，按住颈椎与头部的交接处，找到一个凹槽，轻按会有酸痛感，地方就对了。

　　记住，力道要轻柔，以不会感到不舒服、过痛的力道按揉约10秒就能缓解肩膀酸痛了。

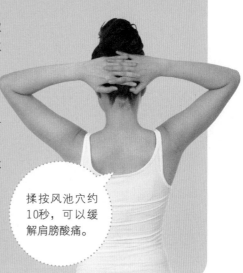

揉按风池穴约10秒，可以缓解肩膀酸痛。

TIPS 2

小知识

解决第四颈椎问题后，胸部都变大了

　　背部的平行肌紧绷，导致肩胛骨过度内缩，会影响胸部的发育。《红楼梦》里就有个经典的对比，林黛玉多愁善感，是弱不禁风的梦幻女，薛宝钗聪明得体，是丰腴体态的务实女，光从身材就能看出谁的心情容易不好。

　　因为受制于肌肉紧张，肩胛骨无法正常扩张，导致肺部功能不良、氧气不足，心情便跟着郁闷……上述的种种症状，林黛玉算是最典型的代言人。释放相关紧张的肌肉，胸部才不会因此受限，身材外型有了变化，自信心就会增加，而心情也会因此开朗起来。

115

手臂酸痛

只要一不小心过度使用手臂，第五颈椎马上就出问题。若无法远离需要长时间使用手臂的工作，每天必须进行做操练习和体势释放，绝对是很好的日常保养。

症状 上臂痛到举不起来

有手臂酸痛问题的人，大多是在职业上需要长时间使用上臂的人，且多数在工作时还需要低头。时间一久，第五颈椎自然就会受到影响，手臂也会因受到牵达而感到酸痛。手臂酸痛时，除了手臂外侧外，还会从肩膀一直痛到腰部，甚至还会出现偏头痛，而背部也有可能产生痉挛。

主、副症状分析评量

主症状

☐ 上臂外侧疼得厉害
☐ 背部痉挛

副症状

☐ 偏头痛

哪种人是危险人群？

☐ 重复惯性动作的人
☐ 手工作业者
☐ 经常搬重物者

第5颈椎

这些现象都在告诉你，
是第五颈椎被压迫了！

✔ Check！特征 上臂外侧痛到不能举高

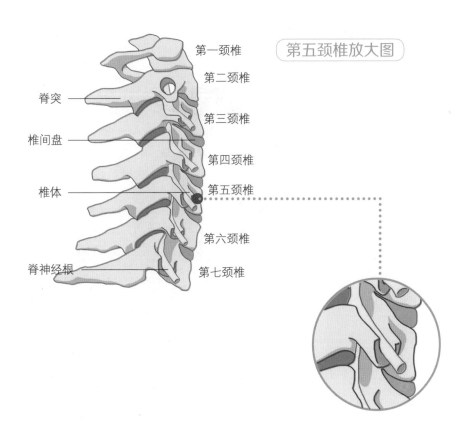

第一颈椎
第二颈椎
脊突
第三颈椎
椎间盘
第四颈椎
椎体
第五颈椎
第六颈椎
脊神经根
第七颈椎

第五颈椎放大图

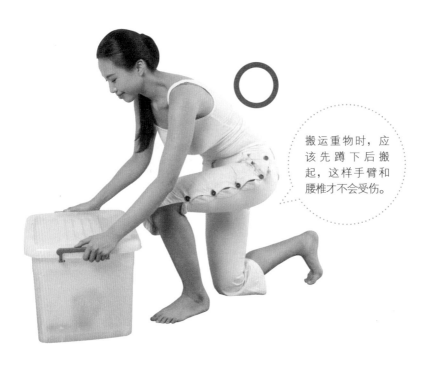

搬运重物时，应
该先蹲下后搬
起，这样手臂和
腰椎才不会受伤。

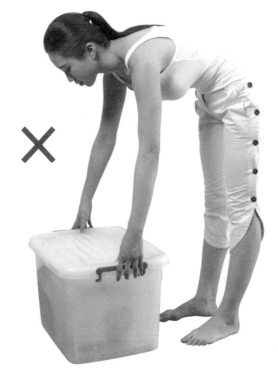

实证故事　过度使用手臂，
造成职业伤害，手都举不起来

戴妈妈有一双巧手，从年轻时就从事裁缝工作。中年后，她更对手工包产生浓厚兴趣，各种布料到了她手上，不费吹灰之力就变成了漂亮新颖的包包。

长时间使用手臂造成肌肉紧张

有一次，戴妈妈接了一笔订单，得在一周内赶出几十件的制服与衬衫。虽然年届60，但她不怕苦，从早到晚一直赶工，一天睡不到4小时。好不容易交件后，心想终于可以让手臂好好休息一下了。

但是，戴妈妈又想，心爱的孙女生日快到了，做个精致的公主包给孙女当礼物不是很好吗？于是，戴妈妈又拿起工具，忙个不停。

当时，正值寒冬，忙了一夜后，戴妈妈就直接睡觉了。

一觉醒来，肩酸背痛、偏头痛一样不少

没想到，一觉醒来，戴妈妈的右边背部居然隐隐作痛，而且从肩膀一路痛到腰部，尤其是手臂外侧，更是疼得厉害。除了肩背疼痛以外，还伴随着偏头痛。

虽然，戴妈妈以前也曾因过度劳累而造成手部疼痛，但这回的情形比起之前严重。

这种现象或多或少和天气寒冷，身体的循环不好有关系。不过，造成手臂酸痛的关键点，还是在于惯性动作的不断重复。

检查痛源　手臂酸痛是第五颈椎受压迫的职业伤害表现

无法避免的职业伤害，得靠平时保养来维持

从第五颈椎开始到第七颈椎的问题，和前四颈椎不一样，大多来自于工作与生活习惯。因此，除非远离原先的工作环境，否则很难彻底解决。因此，平时的保养和运动，就比其他四节颈椎重要多了。

自我检查2段法：原来问题出在第五颈椎被压迫了

步骤 ① 手无法向后做扩胸运动吗？

首先，试着做扩胸运动。这时你会发现，手臂怎么做都是僵硬的，无法向后完全扩张。

步骤 ② 经常使用手臂吗？

如果你的职业需要经常使用手臂或肩膀，在需要肩膀带动手臂的情况下，第五颈椎出问题的概率自然比较大。

➕ 自我检查

步 骤

**手无法向后做扩胸
运动吗?**

将肩膀往后压,做扩胸的动作,
发现肩膀、后背肌肉酸痛。

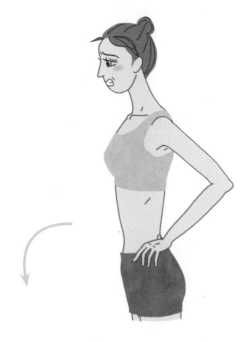

步 骤

经常使用手臂吗?

若从事需要常使用手臂的工作,
本身就比较容易出现第五颈椎的
问题。

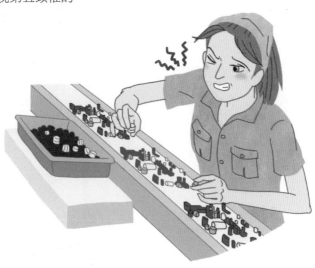

问题出在哪 重复动作加压力，造成胸大肌劳损

我们都知道，不断重复的惯性动作会造成肌肉劳损，再加上压力的因素，就更严重了。以戴妈妈的例子来说，急着赶工，长时间低头、趴着，导致肌肉过度紧张，造成无法正常扩胸，肌肉在持续紧绷的情况下，容易出现钙离子结晶。时间一久，便会导致肌肉纤维化，变得紧绷。

再者，使用工具裁剪时，手臂一使劲，胸大肌跟锁骨、肋骨都得用力，身体必须向前倾。此时，跟胸大肌相应的第五颈椎也会因此被往下拉而偏离原来的位置，造成压迫。久了，背部与手臂外侧就会疼痛。

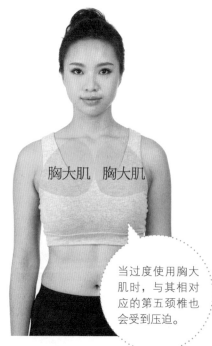

当过度使用胸大肌时，与其相对应的第五颈椎也会受到压迫。

解痛攻略　按压膏肓穴，舒缓手臂酸痛的秘诀

在中医里，有个思维是"阳常有余，阴常不足"。因此，背后的酸痛问题多用按压的方式来处理，而前面的部位则要用轻抚。

肋间神经位置特殊，并非一般人能按压到

照理来说，一个过于紧张的点，通常可以按揉对应的另一边来放松。所以，如果第五颈椎的问题造成背后的肌肉紧绷，应该处理前面的位置。可是，肋间神经对应的位置刚好落在乳头，这个部位比较敏感，调整时不太方便下手，所以从背后的肋间神经处处理更方便。

但是，背后的肋间神经躲在肩胛骨下，一般人几乎按不到。所以，这时就需要先将肩胛骨松开，再伸进缝隙里，去好好给它按揉一下。

我第一次见识到这种手法时，真的以为在变魔术。光想象松开肩胛骨的画面，就会不由自主地感到疼痛，但其实若用对方法，患者本身是不会感到疼痛的。因此，这个动作需要由专业的老师来处理。

放松膏肓穴，连带可放松胸大肌

若想要缓解第五颈椎的压迫，就要找到膏肓穴。但膏肓穴在哪？想摸得到还真的不容易，因为得隔着肩胛骨。

只要放松膏肓穴，连带的胸大肌、背后的菱形肌也会跟着放松。

但膏肓穴的位置较为特殊，通常都会交给专业的老师处理，由一般人自行或请亲友帮忙压按的情况比较少。

下图是膏肓穴的大略位置图，但真正的膏肓穴位于肩胛骨里，无法标示，所以只点出大略位置。

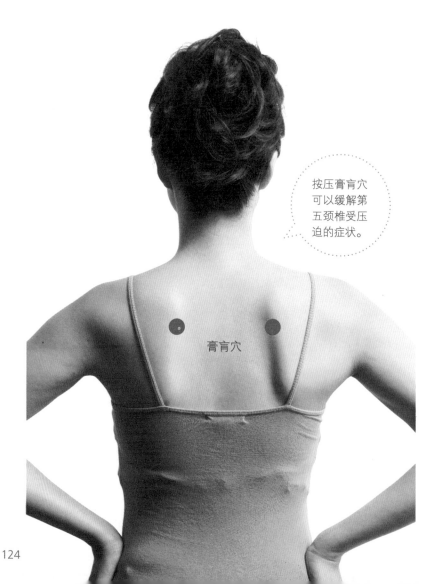

按压膏肓穴可以缓解第五颈椎受压迫的症状。

膏肓穴

➕ 颈椎自愈操

双手环抱胸弓身法

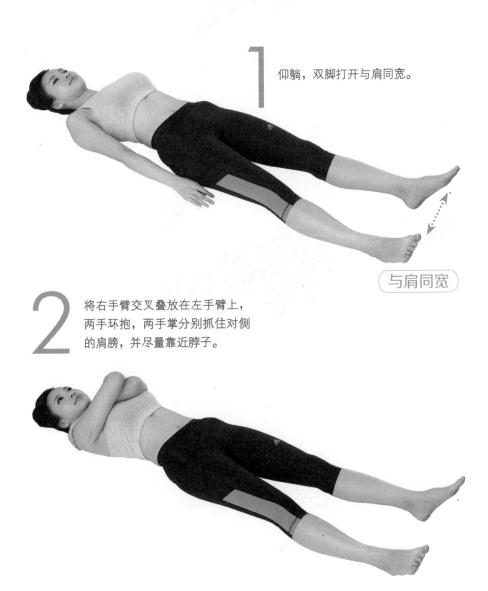

1 仰躺，双脚打开与肩同宽。

与肩同宽

2 将右手臂交叉叠放在左手臂上，两手环抱，两手掌分别抓住对侧的肩膀，并尽量靠近脖子。

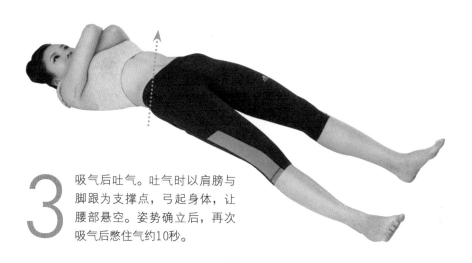

3 吸气后吐气。吐气时以肩膀与脚跟为支撑点，弓起身体，让腰部悬空。姿势确立后，再次吸气后憋住气约10秒。

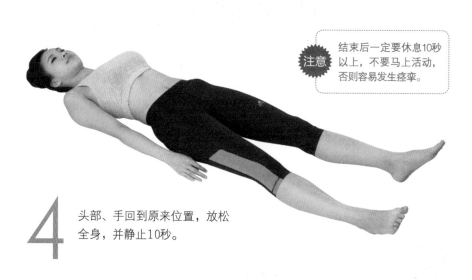

注意 结束后一定要休息10秒以上，不要马上活动，否则容易发生痉挛。

4 头部、手回到原来位置，放松全身，并静止10秒。

TIPS 如果无法做到位，你可以这样做

只要用透气胶布贴在照片中的位置，再试一次，就可以轻松达到目标了！

➕ 专业操

肋间神经放松法

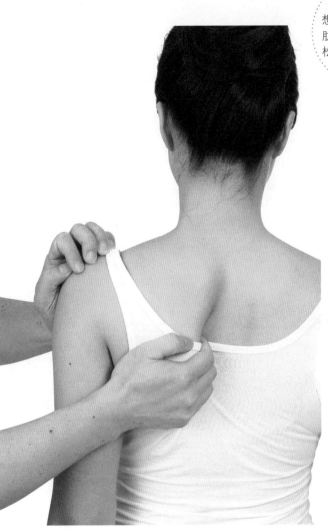

想要按压背后的肋间神经，先要松开肩胛骨。

放松肋间神经，需由专业老师操作

肋间神经放松法需要由专业老师来进行。所以，这里仅提供照片以供大家参考。

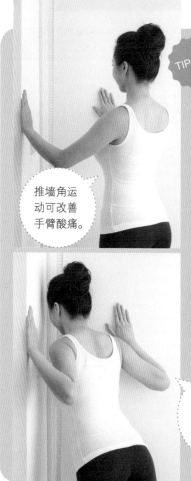

推墙角运动可改善手臂酸痛。

利用手臂的力量撑住上半身，完成推墙运动。

TIPS 1

日常小物自救法

推墙角运动，可以放松斜方肌

如果老是手臂酸痛，可以用推墙角运动来缓解一下。这个方法很简单，首先找到一个三角墙壁。面对墙角将身体站直，身体与墙壁的距离需要多远？手臂可以轻松弯曲即可（如左上图）。将手掌贴放在墙上，高度大约在肩膀的位置，并将上半身往墙壁的方向前倾，尽可能将脸部靠近墙角，用手臂的力量撑着身体（如左下图），大概感觉胸前有点酸痛即可。每次支撑约10秒钟，就会感觉到手臂好多了。

TIPS 2

小知识

职业引起的酸痛，多休息是不二法则

引起第五颈椎受压迫的原因和前四颈椎不同，是属于职业伤害。因此，我在前面就有提到这是种除非转换工作性质，否则无法根治的毛病。对于第五颈椎受压迫的患者来说，手臂酸痛是无法避免的。每天定时做操，可以让第五颈椎的问题得到缓解。多让手臂休息，也是让手臂酸痛不加剧的方法之一。

腕管综合征

手腕施力不当或使用过度，就会造成腕管综合征。手腕感到疼痛时，最好停止过度使用它，并记得每天做操，以此让手腕疼痛得到缓解，远离腕管综合征。

症状　手腕痛到捧不住碗，连指头都发麻

手指发麻、关节疼痛、拿东西力不从心，甚至连吃饭都会喂到鼻孔里，才意识到手腕痛的问题非常严重。虽然手腕痛只是局部的问题，但腕关节筋膜劳损，也就是俗称"鼠标手"的毛病，会让你忘不了它的存在。

主、副症状分析评量

主症状

- ☐ 手臂很紧，手指无力
- ☐ 手臂疼痛，严重时小指发麻
- ☐ 头痛（头后痛，延伸至耳处）
- ☐ 失眠

副症状

- ☐ 拿东西无力
- ☐ 头部的右后方疼痛
- ☐ 严重时夜里会痛醒

哪种人是危险人群?

- ☐ 长时间使用鼠标的人
- ☐ 彩妆师
- ☐ 职业需长时间使用手腕的人

第 **6** 颈椎

这些现象都在告诉你，
是第六颈椎被压迫了

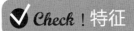 Check！特征　　手腕酸痛且有无力感

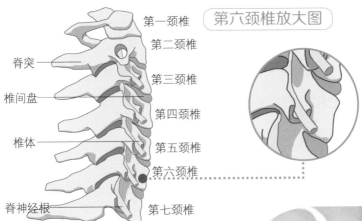

第一颈椎
第二颈椎
脊突
第三颈椎
椎间盘
第四颈椎
椎体
第五颈椎
第六颈椎
脊神经根
第七颈椎

第六颈椎放大图

长时间以错误姿势使用鼠标的人，容易有腕管综合征。

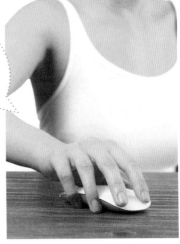

> **实证故事** 职业伤害，手腕痛到想换工作

苏小姐是一位彩妆师，一旦遇到百货公司销售旺季、周年庆，经常为了业绩，一整天给顾客化妆不停。

服务至上导致手部肌肉受损

苏小姐的公司是知名的日系化妆品牌，对于服务态度要求非常严格。公司要求所有的彩妆师在帮客人化妆时不能坐着。因此，她要半蹲在顾客的面前，这样手势才能往内侧顺画。为了精准施力以化出更好的妆容，苏小姐的手部肌肉受损越来越严重。

手腕痛到酸软，连头也跟着作乱

手腕刚开始感到不舒服时，苏小姐只是觉得自己手指关节痛，整个手臂也有种很紧的感觉，而且不太能用力。

后来，她竟然发现，即使是拿轻如羊毛的小刷子，也像拿着大铁叉一般沉重。有时，只要稍一碰触手腕，就感到酸软。更困扰她的是，头部的右后方也跟着作乱，痛得让她想捶自己的头。

职业伤害，痛到半夜醒过来

苏小姐心想，"难道这种难以避免的职业伤害，是彩妆师的宿命吗？"虽然苏小姐凭意志力撑着，但到了晚上休息时，熟悉的疼痛又

来拜访。

　　有时，甩甩手好像疼痛就会缓和，夜里她甚至会痛得醒过来。长久下来，苏小姐不禁怀疑，自己还能继续从事热爱的工作吗？

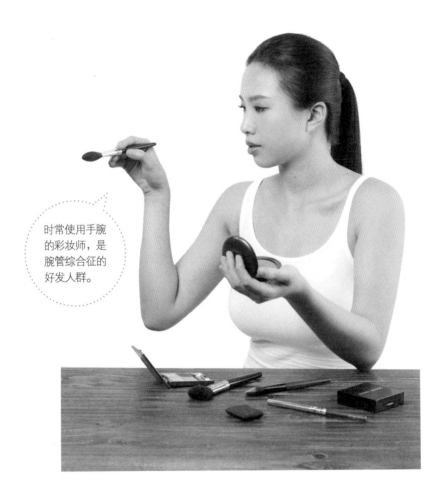

时常使用手腕的彩妆师，是腕管综合征的好发人群。

检查痛源 双手过劳是第六颈椎被压迫的表现

即使在科技如此发达的电子时代，手依然是我们身体的动作巨星，所以说双手万能一点不为过。

每天一睁开眼，双手就有忙不完的动作要完成，它们就好像忙碌的员工。双手虽然每天都做很多动作，不停劳作，但偶尔有些酸酸痛痛的抱怨却被我们视为唠叨，不予理会。

过度使用双手，换工作是唯一解决办法吗

长期过度使用双手的人，一直是腕关节筋膜劳损的最爱，遇到这种情况，医生通常会建议多休息，甚至换工作。不过，万一这工作是你所喜爱的，或是唯一可以赖以为生的，那可怎么办呢？这是苏小姐的担忧。

自我检查2段法：原来问题出在第六颈椎被压迫了

步骤 ① 压按小臂的背面会痛吗？

第六颈椎被压迫的人，有个很明显的按压疼痛点，就是前臂的背面。因此，在自我检测时，只要按压这个部位，就会有很明显的疼痛感。

步骤 ② 小臂在屈张无法伸直吗?

接下来，试着把手臂向左右平举，再把后臂往回伸。这时，会发现小臂无法伸直，有点垂下来的感觉。

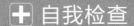

＋ 自我检查

步 骤

1 压按小臂的背面会痛吗?

轻轻按压自己的小臂背面，发现酸痛得厉害。

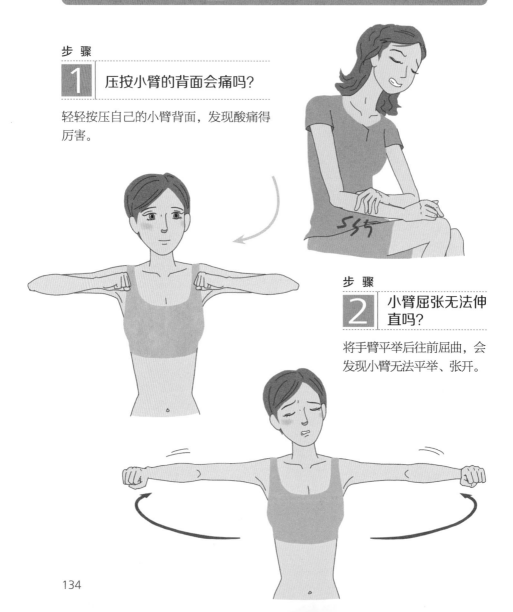

步 骤

2 小臂屈张无法伸直吗?

将手臂平举后往前屈曲，会发现小臂无法平举、张开。

问题出在哪 狭窄的腕管易使正中神经过劳

在自我检测单元，你一定会觉得奇怪，怎么只是按压小臂背面就这么痛呢？因为这个部位是问题的根源。

正中神经肿胀，造成手腕疼痛

要了解这之间的关系和原因，就得先认识一下第六颈椎问题中最重要的角色——正中神经。

握着物品就会用到正中神经，而正中神经的路线会经过腕骨与韧带围成的腕管，因为此处比较狭窄，所以一旦正中神经因为过劳而肿胀，就会受到压迫而表现为疼痛。

第六颈椎与腕管的起点：正中神经

为什么出现头后方疼痛的现象？这是因为正中神经的起点是第六颈椎，末端则是小指的部位。正中神经会因手部过度使用而肿胀，而且它很有一视同仁的精神——要肿大家一起来，"神经电流"就堆积在此。

于是，充血肿大的神经将第六颈椎的椎孔牵动脱位，出现头后侧疼痛的状况。

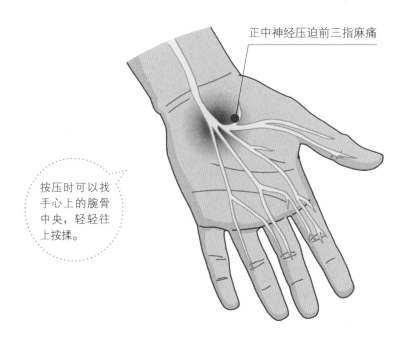

正中神经压迫前三指麻痛

按压时可以找手心上的腕骨中央，轻轻往上按揉。

解痛攻略 让手腕有支撑或保护，使正中神经肿胀得到缓解

过度使用手腕，是现代电脑族的普遍问题

说起来，腕管综合征是现代人常见的毛病之一。如果你有过这种问题，除非离职或改变生活状态，否则几乎无法根治这个毛病。

因为腕管综合征和第五颈椎引起的手臂酸痛一样，都是属于职业伤害。因此，在不改变工作性质的前提下，只有多做操，适时让手腕

休息，并调整使用手腕的方法和姿势，才能不让手腕的正中神经因过劳而肿胀。

➕ 马上减痛法：手腕有支撑点才能让疼痛得到缓解

以使用鼠标的习惯为例，现在很多鼠标不需要用鼠标垫就可以滑得很顺畅。但这样一来，手腕会因没有支撑点而姿势错误。

多数人在使用鼠标时，手肘与手臂是悬空的，支撑力不足。其实只要让手肘有个支撑点，就可以让手腕疼痛得到缓解。

那么，什么样的握鼠标姿势才能让手腕有支撑点呢？很简单，选择一个适合自己手掌大小的鼠标。在使用鼠标时最重要的一点是，让手腕和手臂有支撑处，这样才能自然而轻松地使用鼠标，而非悬空着。这样一来，即使是长时间使用鼠标，也不会轻易因姿势错误而不舒服。

➕ 马上减痛法：让手腕每2小时休息10～15分钟

此外，最重要的一点是，每使用鼠标或手腕约2小时，就应该休息10~15分钟，才能远离可怕的腕管综合征。

如果你像苏小姐这样需要使用手腕做精细的工作，像是彩妆师、美甲师等，建议你在不工作时就尽量不要使用到手腕，让手腕休息。

第六颈椎与手腕互相影响

一定有人会有这样的疑惑，究竟是手腕酸痛造成第六颈椎压迫，还是第六颈椎压迫影响到手腕？其实，这两者是互相影响，层层相扣的。

就如同心理影响生理，而生理也会影响心理一样，第六颈椎处于正中神经的起点，而腕管则在正中神经的终点，所以，有时候很难说出到底是谁先不舒服的。因此，在做操练习时，我们便用调整第六颈椎的方式为主。

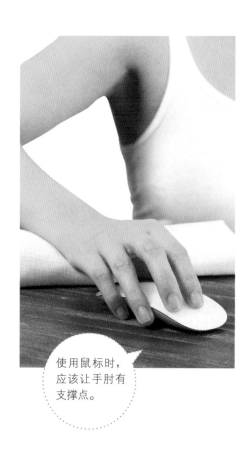

使用鼠标时，应该让手肘有支撑点。

✚ 颈椎自愈操

小臂开阖法

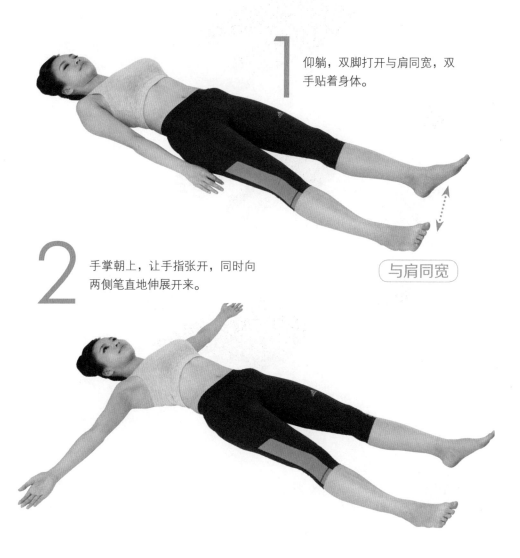

1 仰躺，双脚打开与肩同宽，双手贴着身体。

与肩同宽

2 手掌朝上，让手指张开，同时向两侧笔直地伸展开来。

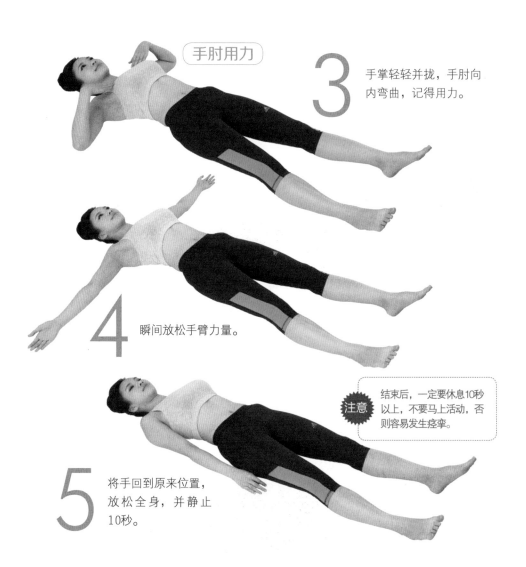

手肘用力

3 手掌轻轻并拢，手肘向内弯曲，记得用力。

4 瞬间放松手臂力量。

注意 结束后，一定要休息10秒以上，不要马上活动，否则容易发生痉挛。

5 将手回到原来位置，放松全身，并静止10秒。

TIPS 如果无法做到位，你可以这样做

只要用透气胶布贴在照片中的位置，再试一次，就可以轻松达到目标了！

✚ 专业操

按揉释放正中神经电流法

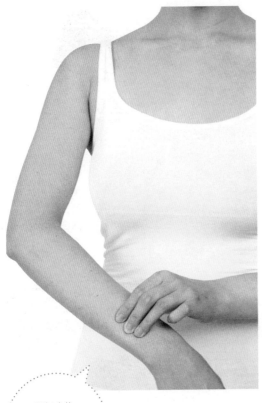

按揉手腕下方，释放正中神经的电流

　　将手伸出来平放，找到手腕上方两块突起的骨头。以此为定位，找到骨头的中间部位，并延伸至整个手臂，适度地按揉此处，就能释放正中神经的电流。

　　在按揉手腕后，再经过手部的扭转、调整后会发现，手腕竟然不痛，而头痛也解除了。

手腕过劳，会导致正中神经肿胀。

注意

记得，这个动作要由别人来帮忙，而且力道也要适中，不要太过用力，以免加重疼痛。所以，调整的部分建议由专业的老师操作、处理。

日常小物自救法

铜线绕一绕
铜离子释放正离子,让神经传递加速

在人体中有许多正负离子,我们的表皮外侧布满正离子,而体内则充斥着负离子。负离子使人平静,正离子使人感到紧绷。正离子多,体温会升高,使得电流传导变慢,神经反应迟钝。

铜离子可吸收空气中的负离子并释放表皮的正离子,能让神经传递加速,使得关节酸痛麻痹的形成原因消失。但是,怎样才能取得铜离子呢?

我们可以学学古埃及人,戴个铜制的手环、脚环。可以到五金行买截电线,剥去外皮,把铜线随意做成环,手酸套手、脚酸套脚。

> 尤其是年纪大的人容易手脚酸痛,若能常戴铜环,对改善酸痛有帮助。

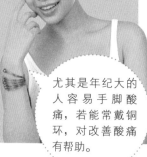

小知识

B 族维生素可镇定神经系统

有时,神经为了能在有限时间内做好信息传递,导致能量消耗过多。而在人体内用来镇定神经系统的镁,在这个时候,只有自我牺牲,不断地供给。我们来个英雄救"镁",谁才是英雄呢?维生素B_1、维生素B_6、维生素B_{12}就是。上述的维生素可以直接影响镁的吸收,并将氮转为氨基酸,使血红素提高,增加含氧量,让镁与蛋白质的作用加强,对于代谢、组织合成、蛋白质的修护都能加速。

> 补充B族维生素可有效缓解腕管综合征。

平时若想要缓解腕管综合征,每天只需服用50毫克左右的B族维生素,并持续4~7天即有不错的效果。

手腕无法侧转

手腕无法侧转的问题，多数是由大拇指施力不当引发的。这时候，我们试着把大拇指绑起来时，会发现连手腕侧转都困难。大拇指痛到不能弯，就和第六颈椎受压迫一样，必须从日常生活改变做起，才能解决第七颈椎受压迫的问题。

症状 大拇指不能以一当十

当大拇指受伤时，我们就会发现使用手掌非常别扭，也很不方便，甚至手腕无法侧转，拿东西十分不方便。有些人在使用扫把、剪刀或提重物时，习惯只用大拇指施力，长期下来，大拇指会受伤，甚至引发肩膀酸痛。

主、副症状分析评量

主症状

☐ 大拇指疼痛
☐ 肩膀痛

副症状

☐ 火气大　　☐ 感冒
☐ 容易疲劳　☐ 睡眠品质差

哪种人是危险人群？

☐ 体力劳动工作者　　☐ 要通过手部经常性运作的人

第7颈椎

这些现象都在告诉你，
是第七颈椎被压迫了

✔ Check！特征 大拇指痛到不能弯

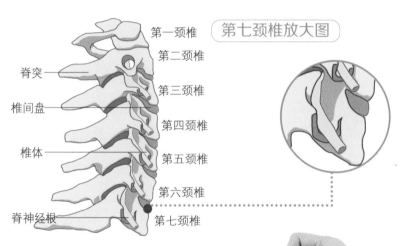

第一颈椎

第二颈椎

脊突

第三颈椎

椎间盘

第四颈椎

椎体

第五颈椎

第六颈椎

脊神经根

第七颈椎

第七颈椎放大图

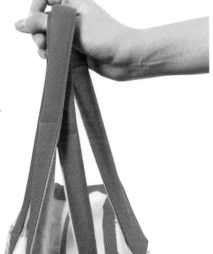

提重物时，若大拇指施力不当，会引发手腕无法侧转的问题。

实证故事 严重洁癖，造就名副其实的"跪"妇命

富贵身、劳碌命的贵妇，见不得一点脏

莉莉夫人经常戴着时尚墨镜，拎个名牌包，穿着时髦的迷你裙。

大家一看到莉莉夫人，总会说"贵妇来了"。她有个企业家老公，家境优渥的她不需为了五斗米奔波，只要在家指挥佣人打点家务就行了。

可是，她是富贵身、劳碌命，也是个名副其实的"跪"妇。为什么？因为莉莉夫人见不得一点点脏，每天都花很多时间清洁环境。

每天花很多时间清洁，就算全身酸痛都不在乎

她家那豪宅里的地板，她都是一寸一寸地跪在地上用抹布擦，就连防盗窗也是一格一格擦。经常这么一忙就是好几天，一停下来，她就觉得肩膀酸痛，手也疼。但是，莉莉夫人做事就是要做到最完美。

对她来说，这些酸痛都不碍事，只要看到家里干净得像样板间，她就觉得舒服。

老公送的名车，反而使她的清洁工作加剧

有一年，莉莉夫人生日老公特别送上一辆进口名车。旁人都羡慕不已，直夸她命好。想不到，这个礼物竟然加重了莉莉夫人的清洁业

务。车子的里里外外，就连LOGO钢圈，她都不假手他人，擦得干干净净。人家是过年前大扫除，她是天天"大扫除"。

直到有一天，她的大拇指越想出力越使不上力，肩膀疼痛也越来越强烈，而且手腕也不太能动，稍微侧转就会很痛。

若问起莉莉夫人疼痛的详细情状，她也说不出具体是哪儿不舒服，只说就是会痛。

怎么也改不了爱干净的习惯

因为睡也睡不好，连每天一定要进行的擦地板都做不来，莉莉夫人这才乖乖地寻找解决的方法。

严格说起来，这情形并不是莉莉夫人第一次遇到，也不是第一次接受治疗。她自己也明白，原因是自己的操劳而影响到第七颈椎。但要她改变，她双手一摊："没办法，叫我看到脏乱不整理，我真的受不了！我真的是贵妇命，'跪'妇身啊！"

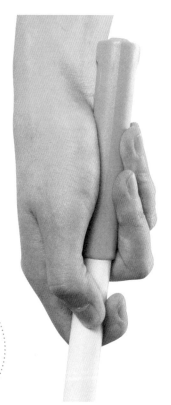

有严重洁癖，且时常使用扫把等清洁用具的人，容易有第七颈椎压迫的问题。

检查痛源 手腕无法侧转是第七颈椎压迫的现象

职业与生活习惯皆有关系的第七颈椎被压迫

若想仔细了解造成第七颈椎压迫的原因，会发现这些人大多有过度使用大拇指的问题。常使用大拇指的原因，不外乎工作和清洁打扫，以及提取重物等。其实，大拇指会不会疼痛，是第七颈椎是否受到压迫的重要指标。

自我检查2段法：原来问题出在第七颈椎被压迫了

步骤 ① 大拇指不舒服，甚至举不起来吗？

在自我检查时，可以动动大拇指，若觉得疼痛或举不起来，就表明第七颈椎出了问题。

步骤 ② 双手平举时，手腕无法上下转动吗？

接下来，试着把双手平举，并上下转动手腕，发现在转动手腕时，会觉得疼痛，无法上下转动，连屈曲都有困难。这是第七颈椎受到压迫的症状。

➕ 自我检查

步 骤

1 大拇指不舒服，甚至举不起来吗？

动动大拇指，觉得疼痛，甚至举不起来。

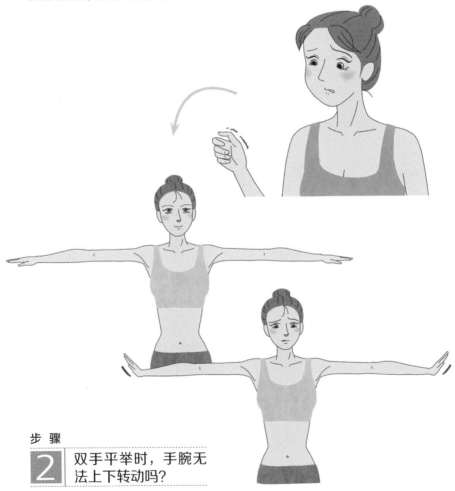

步 骤

2 双手平举时，手腕无法上下转动吗？

平举两手手臂，再将手腕弯曲，发现手腕处有酸痛感。

大拇指用力过度造成肩膀肌肉紧张，第七颈椎受到压迫

无知带来的酸痛，痛到深处才知错

绝大多数人有着与莉莉夫人相同的症状，这与他们爱劳碌、施力不当、不注意保健护理有很大关系。

大拇指、肩膀与手腕，环环相扣，造成可怕的疼痛循环

大拇指要用力，肩膀的肌肉也要跟着提缩，如果手指过度劳累或扭到，会变得无力。但是，除非把大拇指完全固定住，否则当我们的手腕又得执行各种动作时，猜猜看，谁要出比较多力? 苦主正是肩膀。

如果已经受伤的大拇指要出力，肩膀得更用力，所以肌肉更容易劳损，久了就容易压迫到第七颈椎。从此，可怕的恶性循环就这么开始了。到最后，肩膀、大拇指、手腕，大伙一起无力，一起痛。

看到这里，或许又会产生和第六颈椎受压迫一样的疑问，到底是颈椎影响大拇指，还是手指痛影响颈椎呢? 都有可能。

扭伤大拇指，也可能牵连到第七颈椎

若平常的工作就过度使用大拇指，可能会造成上述的疼痛现象。当然，也有人纯粹是在施力时贪图一时方便，扭到了大拇指。这种状况容易反过来牵连到颈椎。

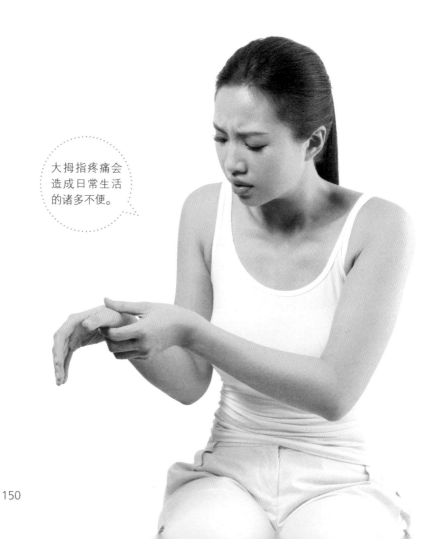

大拇指疼痛会造成日常生活的诸多不便。

> **解痛攻略** 改变使用手指的不良习惯，
> 才能彻底改变第七颈椎压迫

缺了大拇指，手腕行动非常不方便

或许有些人觉得大拇指动不了，还有其他四指可以分忧，而忽视大拇指疼痛的问题。但是，可别小看大拇指，试着把大拇指绑起来不动，会发现很多事都做不了。而且，就算不使用它，其实在用其他四指时也会连带牵连到大拇指的肌肉。谁让它是手指中的一哥呢？我们真的无它不可。

利用"人肉单杠"机制，松开被压迫的第七颈椎

如果我们以体势释放的方式来处理第七颈椎受到压迫的问题，就要启动"人肉单杠"机制。患者只需平躺着，把手高举后，想象自己正在吊单杠，开始朝向身体的方向往下拉，来回几次后就能松开被压迫的颈椎，并缓解肩膀与手指头的疼痛。

这是因为手往下拉动这个动作像是在吊单杠，可以松开颈椎与肩骨的连结点，而这里正是第七颈椎的位置。只要挪开些空间让第七颈椎得以舒缓，不被压迫，自然就能解除疼痛了。

不过，"人肉单杠"这个动作必须由专业的人士来帮忙，是自己独自完成不了的。因为这牵扯到拉扯的力量和角度，不建议一般人来操作，否则可能造成更严重的伤害，扭伤身体的其他部位。

✚ 马上减痛法：放松桡侧神经，按压合谷穴

在我们的腕骨侧边，有一条桡侧神经，它一端连结的是第七颈椎，另一端则是合谷穴的部位。因为颈椎不适合直接按压，所以，适度地按揉合谷穴可以有效缓解疼痛。

另外，适度按摩合谷穴还能降火气，尤其对上夜班或经常熬夜者都会有不错的效果。此外，按压合谷穴也对睡眠品质有所帮助。

平时多保健，有时睁一只眼闭一只眼，让手腕多休息

关于第七颈椎受到压迫的问题，平时除了做操练习这一保健措施以外，对于患者来说，应该要从日常生活中做些改变。

如果你是因为自身的洁癖而打扫过度，那么，多给自己一些喘息的空间，对环境清洁的标准偶尔放低一点。相信我，窗户上有一点点灰尘，并不会影响生活品质，而地上的小汤汁污点，也不至于令人生病。

而如果是因为工作习惯造成的手腕无法侧转，就像第五颈椎和第六颈椎受压迫提到的一样，若无法转换工作性质，那么，就只能凭借平时保健，让手指多休息来养护。

✚ 颈椎自愈操

手掌直立法

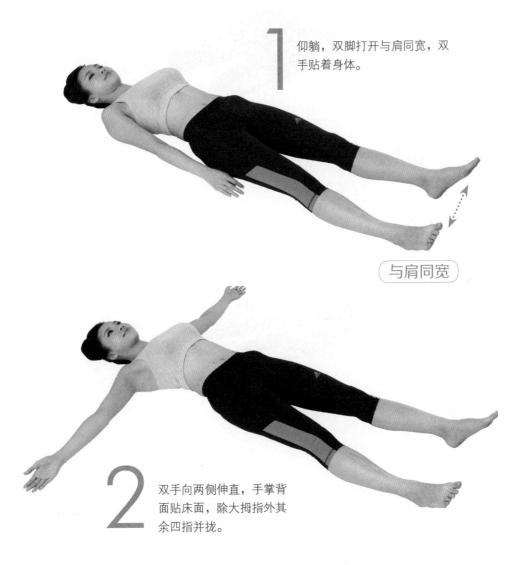

1 仰躺，双脚打开与肩同宽，双手贴着身体。

与肩同宽

2 双手向两侧伸直，手掌背面贴床面，除大拇指外其余四指并拢。

153

手腕向上翻

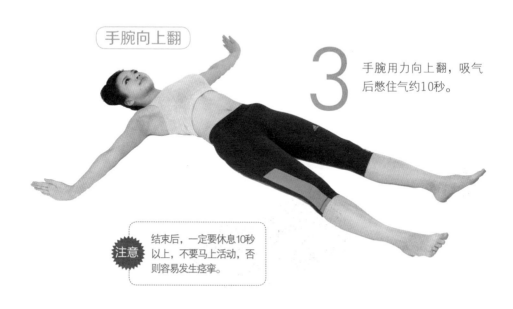

3 手腕用力向上翻，吸气
后憋住气约10秒。

注意 结束后，一定要休息10秒
以上，不要马上活动，否
则容易发生痉挛。

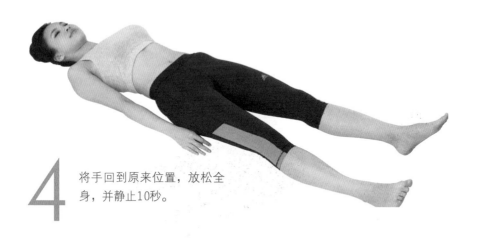

4 将手回到原来位置，放松全
身，并静止10秒。

TIPS | 如果无法做到位，你可以这样做

只要用透气胶布贴在照片中的位置，再试一次，就可以
轻松达到目标了！

✚ 专业操

合谷穴放松法

按压合谷穴，缓解第七颈椎受压迫

在上述的解决之法中，我们提到要缓解第七颈椎受压迫，需要做个"人肉单杠"，但这并不是自己或亲友可以帮忙操作的。那么，如果无法找到专业的医生该怎么办呢？没关系，当然有自己可以操作的方法，也就是按压位于虎口附近的合谷穴。

操作的方法很简单，找出大拇指和食指的交接凹陷处，往食指的方向按压，觉得酸痛的地方就是合谷穴。

按压的时间和力量不用太大，通常只要轻轻按压几秒钟，就会有效果了。

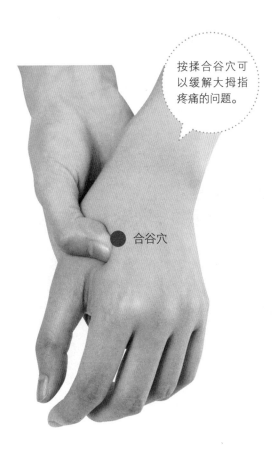

按揉合谷穴可以缓解大拇指疼痛的问题。

合谷穴

日常小物自救法

转转手腕，酸痛得到缓解

在日常自救法上，其实只要在大拇指疼痛，转转你的手腕，就可以让疼痛得到缓解。

方法很简单，用一手的食指、中指和无名指，按压在另一手的手腕处，并轻轻地转动它即可。

转动的力道以轻柔，以手腕不感到过度疼痛即可。千万不要过度扭转手腕，以免缓解不成，反而造成手腕扭伤。

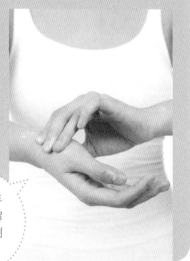

轻轻转动手腕就可缓解手腕无法侧转的问题。

小知识

不能彻底解决的手腕无法侧转，以不疼痛为最高原则

第五颈椎到第七颈椎受到压迫的问题，除非转换工作环境，否则几乎是无法根治的。因此，第七颈椎被压迫的问题，只要能到达到不疼，就算很厉害了。

在正常情况下，每只手都有五根手指，合起来看，单个手指似乎不怎么重要，我们老是以为就算其中一根手指受伤，也可以用其他指代替。其实，手指各司其职，而身为手指一哥的大拇指更为重要。因此，在使用手指时，要注意使力时应该平均分配，不要只用某根手指。这样才不至于因长期受力不均，让大拇指受伤。

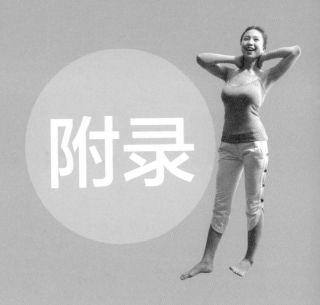

附录

运动须知
Q & A

Q1 很软的床垫适合做做操吗?

A: 如果床垫太软,不建议在上面做操,因为有些动作需要运用手臂的力量撑起身体。这时候如果床太软,可能会使施力部位下陷。可以买张瑜伽垫,放在地板上进行。

Q2 我的症状很严重,每天多做几次,会不会好得比较快?

A: 只要照着书内的运动步骤每天一次就够了。就像多食无益一样,我们的身体感受有限,所以多做也不会更有效。

Q3 运动做了几次,酸痛果然不见了,但停止几天后又觉得酸痛,这表示运动根本没有效果吗?

A: 其实这并不是表示运动没有效果,正是因为有效果才会不痛的。至于停止不做又开始痛,全都是因为生活习惯的问题,若酸痛老是反反复复,请彻底检查自己的生活习惯吧!

Q4 既然知道我的颈椎是哪一节颈椎有问题，干脆直接找医生做手术，这样能够一劳永逸吗？

A： 在还没有发生病变前，不管是颈椎还是其他椎体，会出问题有绝大部分是不良习惯和错误姿势造成的，这些都是可以通过改变生活习惯改善的。若可以用非侵入式的方式改善，为什么要去挨一刀呢？不过，若还有其他疑虑，应该请专业医生治疗。

Q5 看这些症状描述，感觉我的所有颈椎都有问题，是真的吗？

A： 别怀疑，这是真的。颈椎是环环相扣的，就像骨牌一样，第一个倒了，很可能第二个会跟着倒。因此，当第一颈椎出问题，通常第二颈椎也逃不掉。所以，我们设计的整套运动是让你从第一颈椎做到第七颈椎，这样才能彻底解决颈椎的问题。

Q6 有些操注明非专业人士不要尝试，但如果自己小心操作可以吗？

A： 既然说明最好不要自行操作，就尽量避免这么做，除非你是受过训练的专业人员，否则误伤了自己的身体，反而得不偿失。

Q7 我做自我检查的运动时，发现似乎好多椎体都有问题，但我明明就没有那些症状，怎么回事？

A： 症状的轻微与否，和我们自己本身的感受度有关。再者，有些人对疼痛的耐受度比较高，所以就算椎体已经出问题了，也不觉得痛。还有些人是已经习惯那些疼痛了，对这些疼痛早已麻木了。不管如何，只要自我检查有状况，就应该好好做运动。

Q8 书中说要轻柔地按，这样会有效吗？

A： "用力按"属于矫正，是断筋断骨、严重变形时，由专业医师操作才行，如果我们一般人随意用力按，反而会因为用力过度造成伤害。本书中传递的是"轻轻按"，属于诱发引导的方式，只要受力的位置正确，轻柔的力量就可以达到较好效果。这种养生保健的目标是越舒服效果越好。